何秀山医话

清·何秀山 著

沈元良 整理

中国中医药出版社

·北 京·

图书在版编目（CIP）数据

何秀山医话/清·何秀山著；沈元良整理. —北
京：中国中医药出版社，2014.6
ISBN 978-7-5132-1874-0

Ⅰ.①何… Ⅱ.①何… ②沈… Ⅲ.①医话—汇编—
中国—清代 Ⅳ.①R249.49

中国版本图书馆 CIP 数据核字（2014）第 060434 号

中 国 中 医 药 出 版 社 出 版
北京市朝阳区北三环东路 28 号易亨大厦 16 层
邮政编码 100013
传真 010 64405750
北京市泰锐印刷有限责任公司印刷
各地新华书店经销

*

开本 880×1230 1/32 印张 4.625 字数 108 千字
2014 年 6 月第 1 版 2014 年 6 月第 1 次印刷
书 号 ISBN 978-7-5132-1874-0

*

定价 20.00 元
网址 www.cptcm.com

社长热线 010 64405720
购书热线 010 64065415 010 64065413
书店网址 csln.net/qksd/
官方微博 http：//e.weibo.com/cptcm

何秀山其人其事（代序）

何秀山，清代绍兴人，系何廉臣之祖父，精医，为一代名医。何氏常与俞根初切磋医技，《通俗伤寒论》手稿，由俞根初赠送给何秀山。

何秀山说："吾绍伤寒有专科，名曰绍派。先任沨波（清代绍兴医家）而负盛名者，曰俞根初。行三，凡男妇老少就诊者，统称俞三先生。日诊百数十人，一时大名鼎鼎，妇孺咸知。其学识折衷仲景，参用朱氏南阳、方氏中行、陶氏节庵、吴氏又可、张氏景岳。其立方不出辛散、透发、和解、凉泻、温补等五法。其断病，若者七日愈，若者十四日愈，若者二十一日愈，十有九验，就诊者奉之如神明。内子胡患伤寒，延聘者三，次诊病即有转机，三诊热退神清，能饮稀粥，自用调养法而瘥，从此成为知己。赴安镇诊病毕，即来晤谈，对余曰：勘伤寒证，全凭胆识。望形察色，辨舌诊脉，在乎识；选药制方，定量减味，在乎胆。必先有定识于平时，乃能有定见于俄顷。然临证断病，必须眼到、手到、心到，三者俱到，活泼泼地而治病始能无误。熟能生巧，非笨伯所能模仿也。余啧啧赞叹之不已。一日，出《通俗伤寒论》示余。一一浏览，其学术手法皆从病人实地练习，熟验而得，不拘于方书也，一在于其经验耳。其著作体裁，一曰勘伤寒要诀，二曰伤寒本证，三曰伤寒兼证，四曰伤寒夹证，五曰伤寒坏证，六曰伤寒复证，七曰瘥后调理法，直截了当，简明朴实，余遂珍藏箧中矣。嗣晤任君沨波，询及俞君方法，据云：有根初之胆识则可，无根初之胆识则动辄得咎矣；有根初之盛名则可，无根初之盛名则所如辄阻矣。旨哉言乎！虽然，俞氏经验多，阅历深，确有见地，岂容藐视？爰为之随选随录，随录随按，务使俞氏一生辨证用药之卓识雄心，昭昭若发蒙，而余心始慊。若听其尘封蠹蚀，湮没不传，他年旧雨重逢，能毋诮让我乎？余之私意，盖欲以良朋实验之专书，为吾绍留一传派，亦医林之风土记也。"

何秀山首先在俞氏《通俗伤寒论》的三卷抄本上进行系统研究，每条每段各加按语，或作阐发，或作补正，使"俞氏一生辨证用药之卓识雄心，昭然若发蒙"。何氏的学术经验，据何廉臣先生称，由博返约，服膺于"四张"。何秀山自己也在《通俗伤寒论》按语中提到："余临证对时，凡遇纯实证，每参以张子和法；纯虚证，每参以张景岳法；实中夹虚，虚中夹实每参以张路玉法。庶几博采众法，法法不离古人，而实未尝执古人之成法也。"

何秀山《通俗伤寒论》之书分条分段各加按语，作了阐发补正。俞氏治外感病的六经总诀，"以六经钤百病为确定之总诀；以三焦概疫证为变通之捷诀"，将六经与三焦联系起来，作为热病知常达变的诀窍。何氏复予阐发，认为"病变无常，不出六经之外，《伤寒论》之六经乃百病之六经，非伤寒所独世，唯疫邪分布充斥，无复六经可辨，故喻嘉言创立三焦以施治。上焦升逐，中焦疏逐，而无不法重解毒，确得治疫之要"。他指出，在疫证治疗上三焦辨证对六经体系的补充，"为吾绍留一传派，亦医林之风土"，为"绍派伤寒"理论体系的发展作出了很大的贡献。

先贤徐洄溪说："医者之学问，全在明伤寒之理，则万病皆通。"乡贤徐荣斋先生曾说，我曾反复研读《通俗伤寒论》的每条按语，体会出何氏运用仲景学说，确臻神妙，不拘迹象，已入化境；对张景岳之《伤寒典》及张路玉之《伤寒缵绪》二论，亦多揣摩有得，其出自心裁处，真如天女散花，缤纷夺目。如果把《通俗伤寒论》按语部分辑成《何秀山医话》，可知其学术评价肯定极高，不仅仅限于一隅之"绍派伤寒"见称。为此整理成《何秀山医话》，旨在使其学术思想、学术经验化茧成蝶，传道济世。

沈元良

2014.6

前　言

何秀山医话需从俞根初说起。俞根初（1734—1799），名肇源，字根初，清代山阴人。世居山阴（今浙江省绍兴县齐贤镇陶里村），为清代乾隆、嘉庆年间的著名医家，著《通俗伤寒论》。何秀山说："吾绍伤寒有专科，名曰绍派。俞根初认为中风自是中风，伤寒自是伤寒，温湿自是温湿，温热自是温热，然皆列入伤寒门中，因张仲景著《伤寒杂病论》，当时不传于世，晋代王叔和以断简残编，补方造论，混名曰《伤寒论》，而不名曰四时感证论，从此一切感证，通称伤寒，从古亦从俗。"俞氏亦从俗，故是书名为《通俗伤寒论》。

《通俗伤寒论》原系俞根初手稿，共三卷，是俞氏行医四十余年之暇，将临证心得所悟记录成篇。

《通俗伤寒论》约成稿于乾隆四十年（1774年），前后曾经几位医家加工。何秀山的按语，多系经验之谈；其孙何廉臣等复为增订，综合了张仲景以后直至近代各家的伤寒、温热学说。1911年《通俗伤寒论》首次在裘吉生主编的《绍兴医药月报》上陆续刊出，并在该社出版的《医药丛书》中以单行本出版。然而，民国十八年（1929年）八月刊行未到三分之二时，因何廉臣先生谢世，全书未竟。越三年，何廉臣之子幼廉、筱廉力请曹炳章先生助其整理，并由曹氏执笔，补其缺漏，仍将前印之稿分编分章分节，重新编定，卷册匀分为十二卷。其原文不删一字，原书之中分成二册，如是照何廉臣预定目录编次，整理残稿，依次编述。其原稿有未就缺失者，曹氏根据平时与何氏朝夕讨论的经验学识，为其撰补。之间有实验心得，另列"廉勘"之后，附入发明之，历时二载，补苴续成。于1932年由上海六也堂书局出版。全书增为四编，十二卷十二章。如此，斯书得以完璧，并于1948年以《校勘通俗伤寒论》本由重庆中西医药图书社重版发行。

徐荣斋先生于1944年起，历时11年，潜心研究，系统整理，每节根据自己的体会，进行补充加注，对原书亦作了一定的删减和修订，去芜存菁，益臻完善，改名为《重订通俗伤寒论》，并于1955由杭州新医书局出版。1956年上海科技卫生出版社再版，得以广泛流传。经重订后，全书共十二章，条理清晰，内容更为精湛详明，是此书之佳本。

《通俗伤寒论》以六经辨伤寒（包括寒、温两类感证）。又鉴于江南滨海，地处温湿，其感症自与中原的感寒燥者迥异。因此，俞氏拟定了不少清灵稳定的方剂。全书共载101方，以精切实用、疗效确切为临床医家所喜用。如羚羊钩藤汤、蒿芩清胆汤、葱豉桔梗汤、柴胡达原饮、加减葳蕤汤、柴胡陷胸汤等名方，被收载于现行全国高等中医药院校《方剂学》教材中。该书则被后世医家誉为"方方切用，法法灵通"的"四时感证之诊疗全书"。

何秀山说俞氏"学术手法，皆从病人实地练习，熟验而得，不拘于方书也，一在于其经验耳"。俞氏认为："谚云熟读王叔和，不如临证多，非谓临证多者不必读书也，亦谓临证多者乃为读书耳。"主张书宜活读，方宜活用。把临证比作读书，颇有深意。

何秀山在《通俗伤寒论》中分条分段各加按语，作了阐发补正。俞氏治外感病的六经总诀，"以六经铃百病为确定之总诀，以三焦概疫证为变通之捷诀"，将六经与三焦联系起来，作为热病知常达变的诀窍。何氏复予阐发，认为"病变无常，不出六经之外，《伤寒论》

之六经乃百病之六经，非伤寒所独世，唯疫邪分布充斥，无复六经可辨，故喻嘉言创立三焦以施治。上焦升逐，中焦疏逐，而无不法重解毒，确得治疫之要"。

本医话根据何廉臣编著、王致谱审订的《增订通俗伤寒论》一书整理，原书俞氏方剂的药物、用量在此书中未列出，特予以说明。医话中涉及犀角、虎胫之类药物的应用，因国家对野生动物的保护，已明令禁止，临床以水牛角、猪骨之类代之。有些因特定的历史原因，现已不适应了，应去伪存真，古为今用，更好地服务于临床。

本书的整理出版，得到了中国中医药出版社的大力支持，在此表示感谢！由于对先贤的学术思想和经验学习和理解不够，定有不足之处，恳望同道匡正，以是幸。

沈元良

2014.6

目　录

伤　寒　医　论

话六经方药

话伤寒夹证

话伤寒坏证

伤 寒 医 论

一、六经气化^①

（六经气化）《内经》所言，某经之上云者，谓脏腑为本，经脉为标，脏腑居经脉之上，故称上焉^②。某气治之云者，谓其主治者，皆其本气也。本气根于脏腑，是本气居经脉之上也。由脏腑本气，循经脉下行，其中所络之处，名为中见也。中见之下，其经脉外走手足，以成六经，各有三阳三阴之不同，则系六气之末，故曰气之标也。或标同于本，或标同于中，标本各有不同，而气化之应，亦异象矣。故六经各有病情好恶之不一，其间少阳、太阴从本者，以少阳本火而标阳，太阴本湿而标阴，标本同气而从本。然少阴、太阳，亦有中气，而不言从中者，以少阳之中，厥阴风木也，木火同气，木从火化矣，故不从中。太阴之中，阳明燥金也，土金相生，燥从湿化矣，故不从中。少阴太阳，从本从标者，以少阴本热而标阴，太阳本寒而标阳，标本异气，故或从本，或从标。然少阴、太阳，亦有中气，以少阴之中，太阳寒水也；太阳之中，少阴君火也。同于本则异于标，同于标则异于本，故皆不从中气也。至若阳明、

---

① 六经气化：何氏引《内经》脏腑与经脉上、中、下的关系，阐明俞氏之六经气化。

② 上焉：好的意思。

厥阴，不从标本，从乎中者，以阳明之中，太阴湿土也，亦以燥从湿化矣；厥阴之中，少阳相火也，亦以风从火化矣，故不从标本，而从中气。要之，标本生化，以风遇火，则从火化；以燥遇湿，则从湿化，总不离于水流湿，火就燥，同气相求之义耳。然有正化，有对化，有从化，有逆化，逆从得施，标本相移，故《内经》云其在标而求之于标，有其在本而求之于本，有其在本而求之于标，有其在标而求之于本。故治有取标而得者，有取本而得者，有逆取而得者，有从取而得者。知逆与从，正行无间，知标本者，万举万当。张长沙全部《伤寒论》悉根于此，此即六经气化之真理也，为治一切感证之首要。学者先于此穷究其理，又能广求古训，博采众法，则临证之际，自能应用无穷矣。

二、六经关键[1]

（太阳为开，阳明为阖[2]，少阳为枢[3]；太阴为开，厥阴为阖，少阴为枢）少阳是开阖之枢，太阳由胸而开，阳明由胸而阖也；少阴亦开阖之枢，太阴由腹而开，厥阴由腹而阖也。试即伤寒温热证治，取譬而喻之。伤寒以阳为主，阳司开，故多治太阳、太阴，表

----

[1] 六经关键：徐荣斋先生说，六经关键一则，即是《内经》"太阳为开，阳明为阖，少阳为枢；太阴为开，厥阴为阖，少阴为枢"等六句，而有何秀山加注的。徐先生认为，为开的太阳既为表，则太阴主开，亦当为表；为阖的阳明既为里，则厥阴主阖，亦当为里；为枢的少阳既为阳之半表半里，则为枢的少阴，亦当为阴之半表半里。然而，各家都无此说法。且衡之学理，与三阳为表，三阴为里的总纲，也相矛盾，所以把它删去。近得学友俞修源同志见告，认为这节经文，我们应该发掘它，不应删。

[2] 阖：关闭。

[3] 枢：枢纽，中枢。《易·系辞》为"制动之主"。释文："门曰也。"

寒散太阳，里寒温太阴也。温热以阴为主，阴司阖，故多治阳明、厥阴，实热清阳明，虚热滋厥阴也。寒热不齐，从乎中治，中为枢也，故多治少阳、少阴，或从枢而开，或从枢而阖，旋转阴阳，环应不忒①也。

三、六经部分

（太阳内部主胸中，少阳内部主膈中，阳明内部主脘中，太阴内部主大腹，少阴内部主小腹，厥阴内部主少腹）此即六经分主三焦之部分也。《内经》云：上焦心肺主之，中焦脾胃主之，下焦肝肾主之，乃略言三焦内脏之部分。合而观之，六经为感证传变之路径，三焦为感证传变之归宿也。尝读张仲景《伤寒论》，一则曰胸中，再则曰心中，又次曰心下，曰胸胁下，曰胃中，曰腹中，曰少腹，虽未明言三焦，较讲三焦者尤为鲜明。

四、六经病证

（太阳标证）太阳之为病，寒水之气为病也。寒为病，故宜温散；水为病，故宜利水。总以发汗为出路，利水为去路。若非水蓄而血蓄，则又以通瘀为去路。

（太阳中见证）此即张景岳所谓太阳未解、少阴先溃是也。必其人肾气先虚，则肾中之阳不足以抵御阴寒，即从太阳中络，直入足

---

① 忒：tè，差错，差忒。不忒：没有变更，没有差错。《易·豫》："天地以顺动，故日月不过，而四时不忒。"《魏书·穆崇传》："天地以顺动，故日月不过，而四时不忒。"《魏书·穆崇传》："用能四时不忒，阴阳和畅。"

少阴肾经。

（太阳兼证）太阳经主皮毛，故《内经》云：太阳者毫毛其应，上与肺经相关，故形寒则伤肺；下与肾经相关，故汗多则溺少。若兼脾经证，必其人素禀多湿；兼胃经证，必其人新夹食滞。

（少阳标证）少阳以寒热、胁痛、耳聋为半表证，口苦、咽干、目眩为半里证者，以少阳经外行腠理，内行两胁，不居身之前后而居侧也。两耳瘃则闻，寐则不闻；口咽①目开之则见。阖之则不见。此数者，不可谓之表，亦不可谓之里，则谓之半表里而已矣。唯寒热一证，必寒已而热，热已而汗，则为少阳之寒热往来。若发热恶寒如疟状，一日二三发，其人不呕，仍是太阳表证，非少阳之半表证也，临证时亦要辨明。

（少阳中见证）少阳与厥阴为表里，若相火之邪不从外达，势必内窜包络肝经，发现热深厥深、火旺风动之危候。

（少阳兼证）手足少阳经，内部膈胁，外行腠理，均司相火。相火者，游行之火也，内则三焦之膜，布膻中，络心包络，循胁里，连肝而及于胆，历络三焦，多与各脏腑相通。其相通之道路，既与三焦相关，又于膈膜相会。如手太阴肺经脉，起于中焦，还循胃口，上膈；足太阴脾经脉，络胃，上膈；手少阴心经脉，出心系，下膈；手厥阴心包络脉，起于胸中，下膈；足阳明胃经脉、手太阳小肠经脉、手阳明太阳经脉均下膈；足厥阴肝经脉，贯膈。故少阳一经不特多中见证，抑且多各经兼证也。唯兼足少阴肾经证，则由相火炽盛，由肝及肾耳。

（阳明本证）上脘象天，部居胸中，清气居多，犹可宣上解肌

---

① 口咽：王致谱审订中说，原文如此，但"口咽"二字在此文理不通，疑有脱漏。

使里邪从表而出。下脘象地，内接小肠，浊气居多，法可缓下，使里邪从下而出。而其能升清降浊者，全赖中脘为之运用。故中脘之气旺，则水谷之清气上升于肺，以灌输百脉；水谷之浊气下达于大小肠，从便溺而泄。法虽多端，总以健运胃气，照顾胃液，或清或下为主。俞氏细分上、中、下三脘现证，盖以胃虽一腑，却有浅深轻重之不同，临证者不可不详辨也。

（阳明中见证）阳明之邪，失表失清，以致陷入太阴，故多中见湿证。当辨湿重而热轻者，失于汗解，或汗不得法，湿气内留，或其人素多脾湿，湿与热合，最为浊热黏腻；热重而湿轻者，往往内郁成斑，斑不得透，毒不得解，尤为危险，急宜提透，不使毒邪陷入少厥二阴。如大便胶闭，潮热谵语者，阳明证重，太阴证轻，缓缓下之可也。《内经》所谓"土郁夺之"①是矣。总之，脾胃联膜，邪入阳明，热结燥实者固多，气结湿滞者尤多，况吾绍地居卑湿，湿热病最占多数，治法甚繁，临证者尤宜详辨。

（阳明兼证）阳明最多兼证。胃热冲肺则咳逆痰多；冲心包络则神昏发厥；冲心则神昏呓语，或但笑而不语；下烁肝肾则风动发痉，阴竭阳越。其变证由于失清失下者多，故阳明每多死证。总之，勘伤寒证，阳明最多下证，少阴最多补证。宜下失下，宜补失补，皆致殒人。虽然，用下尚易，用补最难，难在对证发药，刚刚恰好耳。

（太阴本证）太阴以湿为主气，有阳经注入之邪，有本经自受之

---

① 土郁夺之：此为治疗原则的术语。出于王冰的《素问·六元正纪大论》注。王冰，号启玄子，约唐景云、贞元间（710—804）人，中唐著名医家，撰注《素问》。唐宝应中（762—763）为太仆令，故后世称为王太仆。"土郁夺之，谓下无壅滞也。"指中焦脾胃为湿邪郁阻，应予祛除。如湿热郁阻，腹痛腹胀，大便稀黏而臭，舌苔黄腻，宜用苦寒燥湿法。若寒湿郁于中焦，胸闷，恶心，呕吐，腹张，大便清稀，舌苔白腻，宜用苦温化湿法。

邪。注入之邪，多湿热证；自受之邪，多风湿、寒湿、秽湿等证。

（太阴中见证）湿与热合，脾胃同病。其人中气虚，则太阴证多，湿遏热郁；中气实，则阳明证多，热重湿轻。故同一满闷也，脾湿满，满在脐下少腹，胃热闷，闷在心下胃口；同一腹痛也，满而时痛者属脾，满而大实痛者属胃；同一发黄也，黄色之郁晦者属脾，黄色之鲜明者属胃；同一格吐也，朝食暮吐为脾寒格，食入即吐为胃热格。脾胃之证，相反如是，岂可混称湿热，而以治脾者治胃，以治胃者治脾哉？总之，胃为阳腑，宜通宜降；脾为阴脏，宜健宜升。胃恶燥，宜清宜润；脾恶湿，宜温宜燥。大旨如是而已。

（太阴兼证）兼心经多血虚证，以心生血，脾统血故也。脾无血统，则脾阴将涸，势必子盗母气，阴竭阳越，故心烦不寐，汗出津津，最为虚脱危候。兼肝经多气郁血热证，如霍乱吐泻，虽属太阴湿土为病，而致所以上吐下泻者，实属厥阴风木乘脾而郁发也，故其眼目全在阳明，必以趺阳不负为顺。如胃家实①者，既吐泻则湿郁已发，而风木自息。若胃家不实而阳虚，则风木必夹寒水以凌脾，吐利不止而四逆；胃家不实而阴虚，则风木必煽相火以窜络，拘挛不伸而痉厥。至于湿竭化燥，血热生风，风动窜络之痉病，尤为太阴兼证之坏病也。

（少阴标证）此少阴实热现象，故为标证。盖少阴只有虚寒，以君火藏而不用故也。凡有热象，皆相火之所为，非本病也。犹之厥阴经一切虚寒之证，亦少阴之所为，非厥阴本病也。

（少阴本证）此少阴虚寒现象，故为本证。盖少阴虽属君火，以

---

① 胃家实：语出《伤寒论》。"胃家"是胃与大小肠的简称。胃家实指邪热结于阳明、津液受伤所出现的证候，主要症状为壮热、烦渴、大汗出、脉洪大。因邪热与肠中粪便互结，可出现潮热便秘、腹痛拒按等症。

藏为用，其体常虚，唯赖太阳卫之于外，而表寒不侵，阳明镇之于中，而里寒不起。若卫阳不固，而胃阳尚强，寒邪尚不能斩关直入，唯胃阳失守，寒水无制，故厥阴之风而厥逆，夹太阴之湿而下利，则真火立见消亡，故少阴最多死证。

（少阴中见证）此阴盛格阳之证。内真寒外假热，或下真寒上假热，当以在下在内之寒为主，用热药冷服之法，或可十救一二。

（厥阴标证）凡阴阳气不相顺接便为厥。厥者手足逆冷是也。有寒厥、有热厥，厥阴热厥多而寒厥少，少阴寒厥多而热厥少。盖厥阴与少阳相表里，厥阴厥热之胜复，犹少阳寒热之往来，少阳之寒因乎热，厥阴之厥亦因乎热，热为阳邪向外，厥为阳邪陷内，厥与热总属阳邪出入阴分。热多厥少，而热胜于厥者，其伤阴也犹缓；厥多热少，而厥胜于热者，其伤阴也更急。故厥深者热亦深，厥微者热亦微。总之，厥阴以厥热为眼目，凡有厥而复有热者，其厥也定为热厥，更于脉滑而喉痹便脓血、脉沉短而囊缩、脉沉疾而爪甲青、不大便而腹满硬痛诸见厥证所用四逆散及白虎承气辈互推之，自可决定热厥矣。唯有厥无热，甚则一厥不复热，及大汗大下利、厥逆而恶者、呕而小便利、身无热而见厥者，其厥也方是寒厥，方可用当归四逆汤以温经。而脏厥吐沫之用吴茱萸汤，蛔厥吐蛔之用乌梅丸，胥准此耳。

（厥阴本证）厥阴一经，最多寒热错杂，阴阳疑似之候，必先分际清晰，庶有头绪。如热而发厥，热深厥深，上攻而为喉痹，下攻而便脓血，此纯阳无阴之证也；脉微细欲绝，手足厥冷，灸之不温，凛凛恶寒，大汗大利，躁不得卧，与夫冷结关元，此纯阴无阳之证也；渴欲饮水，饥欲得食，脉滑而数，手足自温，此阳进欲愈之证也；默默不欲食，呕吐涎沫，腹胀身疼，此阴进未愈之证也；厥三日，热亦三日，厥五日，热亦五日，手足厥冷，而邪热在膈，水热在胃，此阴少阳多之证也；下利清谷，里寒外热，呕而脉弱，本自寒下，复误吐下，面反戴阳，此阴多阳少之证也。大抵阳脉阳证，当取少阳阳明经治法；阴脉阴证，当用少阴经治法。厥阴病见阳为易愈，见阴为难痊。其表里错杂不分，又必先治其里，后解其表。若见咽喉不利，咳唾脓血，切忌温药，仍宜分解其热，清滋其枯。尝见有周身冰冷而一衣不着，半被不盖者；有令两人各用扇扇之者；有欲畅饮冰水者。此非伏火在内，热极恶热而何？盖肝为藏血之脏，中多络脉，邪热入络，其血必郁而化火，其气亦钝而不灵，故厥阴病以血热、络郁为眼目。观热厥之四逆散，寒厥之当归四逆汤，并以辛润通络为君，可知刚燥之非宜矣，又可知厥阴门之姜附，实为兼少阴病虚寒而设。凡少阴病之宜清滋者，皆属厥阴；而厥阴病之宜温热者，则皆少阴也。以厥阴风化，内藏少阳相火，而少阴虽属君火，实主太阳寒水也。

（厥阴中见证）六经唯厥阴最难调治，盖厥阴内寄相火，本属有热无寒，纵使直受寒邪，证现四逆脉细，仲景只用当归四逆，而不用姜、附可悟也。而乌梅丸中乃桂、附、辛、姜并进者，何也？因厥阴火郁，必犯阳明，阳明气实，则肝火自由少阳而散，苟胃阳不支，则木邪乘土，必撤阳明之阖，而为太阴之开，以致吐利交作，亡阳可畏，故必重用温脾，俾以就阳明之实，而不陷太阴之虚，此转绝阴为生阳，即藉生阳以破绝阴之法也。否则酸苦等味，虽有清泄厥阴之长，能无害胃伤阳之弊乎？总之，厥阴证全以胃阳为用神，胃阳胜，则转出少阳而病退；胃阳负，则转入太阴而病进。亦以胃阴为后盾，胃阴胜，则能制相火而邪热外达；胃阴衰，则反竭肾水而虚阳上越。观仲景一用理中以治霍乱，一用复脉以治阴竭，其主义尤易见也。昔赵养葵、高鼓峰辈①，用逍遥散加生地、疏肝益肾汤等，以治伤寒化火烁阴，暗合仲景厥阴病正法。厥后叶天士乃溯源于复脉及黄连阿胶等方，前哲成法，其揆②一也。

（厥阴兼证）六经感证，兼带厥阴者，尚可救疗。若由三阳经传至厥阴，入里极深，风木与相火两相煽灼，伤阴最速，阴液消耗，邪热内陷包络，则神昏谵语，甚则不语如尸；内陷肝络，则四肢厥逆，甚则手足发痉，热极生风，九窍随闭，所形皆败证矣。故厥阴最多死证，唯兼肺兼胃两经，治之得法，尚可转危为安；若兼心、脾、肾三经，则死者多，生者少矣。

五、六经脉象

（太阳脉浮）此以浮脉辨寒热虚实也。浮脉轻手一诊，形象彰彰③，最多兼脉。如浮紧而涩，为寒邪在表；浮弦而缓，为风邪在表；浮紧而数，为邪欲传里；浮而长，为传并阳明；浮而弦，为传并少阳。要以脉中有力为有神，可用汗解；若浮而迟弱，浮而虚细，

---

① 赵养葵，原名赵献可，浙江鄞县人。生卒年不详。字养葵。著有《医贯》《内经钞》《素问钞》《经络考》《正脉论》《二体一例》，以《医贯》流传广而影响大，系医论著作。推崇薛己学说，突出发挥了命门学说。赵氏认为命门之作用，位于心脏之上，它对人身先后天均有主宰作用，故称为性命之门。治疗竭力主张温补肾阳为养生和治病之大法。高鼓峰（1623—1670），名斗魁，字旦中，浙江鄞县人。著有《四明心法》（又名《医家心法》）3卷、《四明医案》1卷等。高氏论病偏重内因，重视脏腑功能失调，尤其着眼于真阴真阳的偏盛偏衰，治疗上着重调整水火之偏，补上升阳和疏肝理郁，并有一定的创见。其进一步阐发了温补学说，认为人以元气为本，病以内因为主，治疗念念不忘顾护元气，并认为"人之元气有限"，故补不嫌早，攻不嫌迟，用药偏于温补，主张用扶正的手段以达到祛邪的目的。

② 揆：道理，准则。

③ 形象彰彰：意思是清楚地显露出来，易于识别。

浮而微涩，皆属浮而无力，为阳虚，便当温补，不可发汗；浮而尺中弱涩迟细，皆内虚夹阴，急宜温补，尤忌妄汗，恐酿误汗亡阳之危候。

（浮紧风寒，浮数风热，浮濡风湿，浮涩风燥，浮虚伤暑，浮洪火盛）同一浮脉而兼脉不同，则其病各异。盖风证多浮，寒证多紧，热证多数，湿证多濡，燥证多涩，暑证多虚，火证多洪，此外感脉候之常象也。唯感证脉无单至，最多兼脉，临证者尤宜细辨。

凡病脉弦，皆阳中伏阴之象。盖初病虽在少阳，久则必归厥阴也，且多气结血郁之候。在感证表邪全盛之时，凡浮脉中按之敛直，紧脉中按之埂指，滑脉中按之勒指，便当弦脉例治，和解法中须参解结开郁之药，则弦脉渐见柔缓，而应手中和矣。若里邪传腑入脏，属邪盛而见弦滑者，十常二三，腑病居多；属正虚而见弦细者，十常六七，脏病居多。凡沉脉中按之强直，涩脉中按之细急，皆当弦脉类看，非肝阳上亢，即肝阴郁结。所以伤寒坏病，弦脉居多；杂证内伤，弦常过半。岂仅少阳一经多见弦脉哉？

大脉者，应指形阔，倍于寻常，有阴阳虚实之不同。大而洪搏，主热盛邪实；大而虚软，主阴虚阳亢。在伤寒脉大为阳盛，在杂证脉大为虚劳。同一大脉，当知阳盛者最易烁阴，胃为津液之腑，必直清阳明，而津液乃存；阴虚者不能维阳，肾为真阴之主，务交其心肾，而精血自足。尤必知阳伤及阴者，清必兼滋，张景岳所以创立玉女煎也；阴损及阳者，补必兼温，冯楚瞻①所以创立全真益气汤也。一清阳明实证，一补少阴虚证，皆为大脉之生死开头，临证者毋以大脉作纯实无虚证勘。

（太阴脉濡）濡作软读，其脉虚软少力，应指柔细，轻按浮软，

---

① 冯楚瞻：清代医家，著有《冯氏锦囊秘录》（三册）等。

重按小弱，为脾经湿滞，胃气未充之象。但气虽不充，血犹未败，不过含一种软滞之象。轻手乍来，按之却窒滞不来；重手乍去，举之却窒滞不去耳。以脉参证，湿重而气滞者，当以芳淡化湿为君，佐调气以导滞；湿着而气虚者，当以温补中气为君，佐香燥以化湿。亦不得一见濡脉，恣用峻补峻温也。唯濡而微，急宜峻温；濡而细，急宜峻补。

（少阴脉细）张长沙以脉微细为少阴主脉，微主阳气衰弱而言，细主阴血虚极而言。微者薄也，微薄如纸，指下隐然，属阳气虚；细者小也，细小如发，指下显然，属阴血虚。盖卫行脉外，阳气虚，则约乎外者怯，脉故薄而微，故少阴脉微欲绝，仲景用通脉四逆汤主治；营行脉中，阴血虚，则实其中者少，脉故小而细，故厥阴脉细欲绝，仲景用当归四逆汤主治。一主回阳，一主救阴，两脉阴阳各异，最宜细辨。若形盛脉细，少气不足以息，及病热脉细，神昏不能自持，皆脉不应病之危候。

涩脉往来涩滞，轻刀刮竹，如雨沾沙，俱极形似，良由血虚液燥，不能濡润经脉，脉道阻滞，所以涩滞不利也。凡物少雨露滋培，势必干涩；人少血液灌溉，亦必干涩，故以涩脉属阴虚化燥之病。此唯三阳经邪热传入厥阴经为然。若初病见涩数模糊，多属痰食胶固；或浮涩数盛，亦有雾伤皮腠，湿流关节之候。兼有伤寒阳明腑实，不大便而脉涩，温病大热而脉涩，吐下微喘而脉涩，水肿腹大而脉涩，消瘅大渴而脉涩，痰证喘满而脉涩，妇人怀孕而脉涩，皆脉证相反之候。故前哲有舍脉从证、舍证从脉之名论。

六、六经舌苔

太阳气化主水，而性本寒，寒为阴邪，白为凉象，故苔色多白，白润白薄，是其本象。若白滑者，风寒兼湿也；白滑而腻者，风寒兼湿夹痰也；或薄或厚者，视其痰湿之多少也。唯苔色淡白，白而嫩滑，素体虚寒也。

手少阳经外主腠理，内主三焦膜原①，故《伤寒论》曰胸中有寒，丹田有热，舌上苔白者，不可攻之。盖胸中即上焦，丹田即下焦，若有苔白而滑腻及滑厚者，寒饮积聚膈上，伏热积于下焦，但宜苦辛和解，不可纯攻其里也。故尖白根黄，或根黑，或中黄，或半边苔灰，半边苔白，皆半表半里证。但看白色之多少，白色多者，表邪尚多，宜和解兼表，张氏柴胡桂姜汤、俞氏柴胡枳桔汤皆使上焦得通，津液得下，胃气因和，则津津自汗而解；若黄黑灰多，或

① 膜原：又名募原。《医膝附录·募原考》曰胸膜与膈肌之间的部位，即是膜原也。温病学派认为是邪在半表半里的位置。《温疫论》中说："其邪去表不远，附近于胃。……邪在膜原，正当经胃交关之所，故为半表半里。"广义膜原泛指伏邪在体内潜伏的部位。清代医家周学海提出"伏邪皆在膜原"说。他认为人感受四时不正之气变为伏邪，潜伏于体内，附着于"膜原"部位。此膜原为广义之膜原，即伏邪在体内潜伏之所。如《读医随笔》卷四证治类《伏邪皆在膜原》中说："膜原者，夹缝之处也。人之一身，皮里肉外，皮与肉之交际有隙焉，即原也；膜托腹里，膜与腹之交际有隙焉，即原也；肠胃之体皆夹层，夹层之中，即原也；脏腑之系，形如脂膜，夹层中空，即原也；膈肓之体，横隔中焦，夹层中空，莫非原也。原者，平野广大之谓也。故能邪伏其中，不碍大气之往来，古书所谓皮中淫淫如虫行，及行痹、周痹左右上下相移者，皆在皮肉夹缝之中也。"狭义膜原为内外交界之地，乃一身之半表半里，居于卫表肌腠之内、五脏六腑之外的膜及膜所围成的空腔样结构。膜原与肠胃相联系，上连于宗筋。它既是外邪侵入体内的必由途径，又是体内邪气排出体外的必经通路。若正气衰弱，外邪每由膜原入内，进而侵及内脏腑；若正气恢复，正气鼓邪外出，内邪每经膜原透达于外。膜原又为三焦之关键和门户，为手少阳所主，其与三焦气机的输布运行密切相关。膜原具有屏障气血保护内部脏器，抵御外邪深入的功能。膜原是邪气易于潜伏结聚的部位，邪气如附着于膜原，会导致邪气不能与卫气相行，而从卫表排出；膜原分布范围甚广，为邪气结聚较深的层次，而且，由于膜与膜之间的腔隙相通，邪气淫溢散漫，浸淫范围容易扩大，从而使病情加重。

生芒刺，或黑点干裂，苔色虽白，纵表邪未尽，而里热已结，急宜和解兼下，张氏大柴胡汤、俞氏柴胡陷胸汤正为此设，使其邪从下泄也；若足少阳经纯乎胆火用事，舌多鲜红，即白中带红，亦多起刺，急宜和解兼清，俞氏柴胡白虎汤、俞氏蒿芩清胆汤皆清相火而泄胆热也。

（阳明居里，舌苔正黄，多主里实）苔黄而滑者，为热未结，不可便攻；黄而燥者，为热已盛，峻下无疑；黄而生芒刺黑点者，为热已极；黄而生瓣裂纹者，为胃液干，下证尤急；亦有根黄厚腻，舌尖白而中不甚干，亦不滑，而短缩不能伸出者，此胶潺①宿食郁伏胃中也；又有苔却黄厚，甚则纹裂，而舌色青紫，舌质不干者，此阴寒夹食也。诸黄苔虽属胃热，但须分缓急轻重下之，且有佐温、佐热、佐消、佐补之不同，临证者尤宜细辨。

（太阳主湿，甚则灰黑）灰如草灰，黑如墨黑，虽同为湿浊阴邪，然舌已结苔，毕竟实热多而虚寒少。除舌灰而润，并无厚苔，亦不变别色，舌色淡黑，黑中带白，舌质滑润者，为阴寒证外，余如黄苔而转灰黑者，不论尖灰尖黑、中灰中黑、根灰根黑、纯灰色、纯黑色，凡舌质干涩及生刺点裂纹，起瓣起晕，均为伤寒传经之热证，亦为温热伤脏之火证，不拘在根、在中、在尖，均宜急下以存津液，佐消佐补，临证酌用可也。唯夏月中暑，苔多灰黑，或灰滑厚腻，或黑滑腻厚，均为湿痰郁热，亦不可与传经证同论。如屡下而灰黑不退，屡清而灰黑愈增，其舌或润或不润，而舌形圆大胖嫩，更有苔不甚燥，而舌心虽黑或灰，无甚苔垢，均为伤阴之虚证，急宜壮水滋阴，固不得用硝、黄，亦不可用姜、附。

（少阴主热，中藏君火）心开窍于舌，故舌红为心之正色，舌绛

---

① 胶潺：胶 jiāo，黏性物质。潺 chán，形声，流状液。

为心之真脏色。真脏脉现者病多危，真脏色现者病尤危，故不论脉证如何，见绛舌多不吉。凡心经血热则舌正红，色如红花；热毒重则舌深红，色如红缎；热毒尤重则舌娇红，色如桃花；热毒重而血瘀则舌紫红，色如胭脂，此皆为红色舌。尖红者心火上炎也；根红者血热下烁也；通红无苔及似有苔黏腻者，血热又夹秽浊也；红星、红斑、红裂、红碎者，热毒盛极也；红中兼有白苔者，客寒包火也；红中兼有黑苔者，邪热传肾也；红中夹两条灰色者，湿热兼夹冷食也；红中起白疱点者，心热灼肺也；红中兼黄黑有芒刺者，心热转入胃腑也；若淡红者血虚也；淡红无苔，反微红兼黄白苔者，气不化液也；甚则淡红带青者，血分虚寒也；唯红色柔嫩，如朱红柿，望之似润，扪之无津者，此为绛色舌，多由汗下太过，血液告竭，病多不治，张长沙炙甘草汤，用之亦多不及救。

（厥阴气化主风，风从火化）舌色见紫，总属肝脏络瘀。因热而瘀者，舌必深紫而赤，或干或焦；因寒而瘀者，舌多淡紫带青，或滑或黯。他如痰瘀郁久，久饮冷酒，往往现紫色舌，唯紫而干晦。如煮熟猪肝色者，肝肾已坏，真脏色现也，必死。

七、六经治法

（太阳宜汗，少阳宜和。阳明宜下，太阴宜温，少阴宜补，厥阴宜清）此千古不易之法。但病有合并，方有离合，故治有先后缓急彼此之殊。须如星家之推命，纵同此八字，而取用神有大不同者取用或差，全不验矣，医家亦然。病不外此六经，治不外此六法而错综变化之间，倘取用不真，纵方能对证，往往先后倒施，缓急失机而贻祸，况方不对证乎？故能读古书，犹非难事，善取用神实医者之第一难也。

（太阳、太阴、少阴，大旨宜温，少阳、阳明、厥阴，大旨宜清。吾四十余年阅历以来，凡病之属阳明、少阳、厥阴而宜凉泻清滋者，十有七八；如太阳、太阴、少阴之宜温散温补者，十仅三四；表里双解，三焦并治，温凉合用，通补兼施者，最居多数）时代不同，南北异辙，其大端也。且也受病有浅深，气体有强弱，天质有阴阳，性情有刚柔，筋骨有坚脆，肢体有劳逸，年力有老少，风俗有习惯，奉养有膏粱藜藿①之殊，心境有忧劳和乐之别，医必详辨其时、其地、其人之种种不同，而后对证发药，一病一方，方方合法，法法遵古，医能是，是亦足以对病人而无愧矣。

此六经证治，须用六法之原理也。故俗称伤寒无补法者谬，唯用补法、下法，较汗、和、温、清四法为尤难，难在刚刚恰好耳。

伤寒虽分六经，而三阳为要，三阳则又以阳明为尤要，以胃主生阳故也。若三阴不过阳明甲里事耳，未有胃阳不虚而见太阴证者，亦未有胃阴不虚而见厥阴证者。至于少阴，尤为阳明之底板②，唯阳明告竭，方致少阴底板外露，若阳明充盛，必无病及少阴之理。盖少阴有温、清二法。其宜温者，则由胃阳偏虚，太阴湿土偏胜而致；其宜清者，则由胃阴偏虚，厥阴风木偏胜而致。阳明偏虚，则见太阴、厥阴；阳明中竭，则露少阴底板。故阳明固三阴之外护，亦阴阳之同赖也。如太阳宜发汗，少阳宜养汗，汗非阳明之津液乎。

六淫之邪，唯寒、湿伤阳；风、暑、燥、火，则无不伤阴。故治四时杂感，以存津液为要。

病无补法，开其郁，通其塞而已，固也。但其中非无因病致虚，

---

① 膏粱：是指肥肉和细粮，泛指肥美的食物；藜藿：泛指粗劣的饭菜。膏粱藜藿，是说有吃得好吃得坏的情况。有的人可能生活水平好一点，有的人生活水平差一点，饮食结构不一样，那么所形成的体质也是不一样的。

② 底板：指基础。

及病不因虚而人虚之证，自宜通补并进。然通者自通其病，补者自补其虚，虽两相兼，仍两不相背也。其要诀，治寒病须察其有无热邪，治热病须察其有无寒邪，治虚病须察其有无实邪，治实病须察其有无虚邪，留心久久，自能识病于病外，而不为病所欺弄矣。

话六经方药

【按】《通俗伤寒论》以六经辨伤寒（包括寒、温两类感证）。又鉴于江南滨海，地处温湿，其感症自与中原的感寒燥者迥异。因此，俞根初说百病不外六经，正治不外六法，按经审证，对证立方，六法为君，十法为佐，治伤寒已无余蕴。拟定了不少清灵稳定的方剂，全书共载 101 方，以精切实用，疗效确切为临床医家所喜用。何秀山洞悉俞氏之心法。

后汉张仲景著《伤寒杂病论》，传一百一十三方，方方皆古；立三百九十七法，法法遵经。又以六经钤百病，为不易之定法；以此病例彼病，为启悟之捷法。故历代名贤奉为正宗。正宗则诚正宗矣，然就余临证经验，尚不敷用者，以其间兼证、夹证、变证、坏证，证证不同，还须旁采耳。余临证时，凡遇纯实证，每参以张子和法；纯虚证，每参以张景岳法；实中夹虚证、虚中夹实证，每参以张石顽法。庶几博采众法，法法不离古人，而实未尝执古人之成法也。

一、发汗剂

（俞根初云：太阳宜汗。轻则杏、苏、橘红，重则麻、桂、薄荷，而葱头尤为发汗之通用）木贼草去节烘过，发汗至易。浮萍发汗，类似麻黄，当选。

苏羌达表汤

辛温发汗法，俞氏经验方苏羌达表汤（苏叶、防风、光杏仁、羌活、白芷、广橘红、鲜生姜八分至一钱，浙苓皮）。

人有皮肉筋骨以成躯壳，皆谓之表；其中有脏腑以实之，则谓之里；而其能入里出表，全在经络，故谓之传经。方以苏叶为君，专为辛散通络之风而设。臣以羌活，辛散筋骨之风寒；防风、白芷，辛散肌肉之风寒。佐以杏、橘，轻苦微辛，引领筋骨肌肉之风寒，俾其从皮毛而出。使以姜、苓，辛淡发散为阳，深恐其发汗不彻，停水为患也。立法周到，故列为发汗之首制。

葱豉桔梗汤

辛凉发汗法，俞氏经验方葱豉桔梗汤（鲜葱白、苦桔梗、焦山栀、淡豆豉、苏薄荷、青连翘、生甘草、鲜淡竹叶）。

原《肘后》葱豉汤本为发汗之通剂，已经衍变配合刘河间①桔梗汤，君以荷、翘、桔、竹之辛凉，佐以栀、草之苦甘，合成轻扬清散之良方，善治风温、风热等初起证候，历验不爽。唯刘氏原方尚有黄芩一味，而此不用者，畏其苦寒化燥，涸其汗源也。若风火证初起，亦可酌加。

---

① 刘完素（1120—1200），字守真，号通玄处士。金代河间（今河北河间县）人。后人称他为刘河间。著有《素问玄机原病式》《医方精要宣明论》《三消论》。

九味仓廪汤

益气发汗法，俞氏经验方九味仓廪汤（潞党参、羌活、薄荷、茯苓、防风、前胡、苦桔梗、清炙草、陈仓米）。

此方妙在党参、茯苓、仓米，益气和胃，协济羌活、防风、薄荷、前胡、桔梗、炙甘草，各走其经以散寒，又能鼓舞胃中津液，上输于肺以化汗，正如俞根初氏所谓"借胃汁以汗之"。凡气虚者，适感非时之寒邪，混厕经中，屡行疏表不应，邪伏幽隐不出，非借参、苓、米辅佐之力，不能载之外泄也。并指出：独怪近世医流，偏谓参、苓助长邪气，弃而不用，专行群队升发，鼓激壮火飞腾，必至烁竭津液不已，良可慨焉。

七味葱白汤

养血发汗法，俞氏经验方七味葱白汤载王氏《外台》（鲜葱白、生葛根、细生地、淡豆豉、原麦冬、鲜生姜）。

葱白香豉汤，药味虽轻，治伤寒寒疫三日以内头痛如破，及温病初起烦热，其功最著。配以地、麦、葛根，养血解肌。百劳水轻宣流利，即治虚人风热，伏气发温，及产后感冒，靡不随手获效。真血虚发汗之良剂。凡夺血液枯者，用纯表药全然无汗，得此阴气外溢则汗出。

加减葳蕤汤

滋阴发汗法，俞氏经验方加减葳蕤汤（生葳蕤、生葱白、桔梗、东白薇、淡豆豉、苏薄荷、炙甘草、红枣）。

方以玉竹滋阴润燥为君，臣以葱、豉、薄、桔疏风散热；佐以白薇苦咸降泄；使甘草、红枣甘润滋脾增液，以助玉竹之滋阴润燥，为阴虚体感冒风温①及冬温咳嗽、咽干痰结之良剂。

参附再造汤

助阳发汗法，俞氏参附再造汤方从陶节庵②再造散加减（高丽参、淡附片、川桂枝、羌活、绵芪皮、北细辛、清炙草、防风）。

阳虚者阴必盛，故方以淡附片、川桂枝破阴，为主药；阴盛者气必弱，以人参、黄芪扶正益气，为辅药；佐以羌活、防风、细辛，以温散阴寒；使以甘草，以缓辛、附片、羌活、防风之性。专治伤寒夹阴之良剂。

香苏葱豉汤

理气发汗法，俞氏经验方香苏葱豉汤载《张氏医通》妇科门（制香附、新会皮、鲜葱白、紫苏钱、清炙草、淡香豉），方证为妊娠伤寒而设。

妊妇感受风寒，不可峻剂取汗，以免损津耗液，亦需安胎以护胎元。为妊娠伤寒之主方。

---

① 阴虚体感冒风温：治以发汗兼滋液。《温病条辨》卷 4 说："汗之为物，以阳气为运用，以阴精为材料。……其有阳气有余，阴精不足，又为温热升发之气所烁，而汗自出，或不出者，必用辛凉以止其自汗出之汗，用甘凉甘润培养其阴精为材料，以为正汗之地。"具有"养阴而不留邪，发汗并不伤阴"之功。

② 陶节庵：即陶华，字尚文，号节庵道人。据其自序推算，当生于公元 1368年。卒年不详，大约在明正统十年（1445 年）之后。浙江余杭人。陶节庵的《伤寒全生集》成书于明正统十年，全书共四卷，约 14 万言。成书后即刊行于世，现存版本有多种。参附再造汤方证乃伤寒夹阴，阳虚不能作汗，尺脉迟弱者。由于房劳不谨后感冒风寒者，谓之夹阴伤寒（伤寒夹房劳），或冒雨涉水伤肾者。用治房劳伤精而后骤感风寒，或夏月行房劳，恣意乘凉，触犯风露所致身热面赤，或不热而面青，小腹绞痛，足冷蜷卧，或吐或利，心下胀满，甚则舌卷囊缩，阴极发躁，或昏沉不省，手足指甲皆青，冷过肘膝，舌苔淡白滑嫩，或苔黑滑，舌胖嫩，脉沉细之证。

女子善怀，每多抑郁，故表郁无汗，以香苏饮为主方。盖香附为气中血药，善疏气郁；紫苏为血中气药，善解血郁。况又臣以葱、豉轻扬发表，佐以陈皮理气，炙草和药，又气血调和，则表郁解而津津汗出矣。此为妊妇伤寒之主方，既能疏郁达表，又能调气安胎。血虚者可略加归、芍，参严氏紫苏饮子法，专门产科者注意之。

葱豉荷米煎

和中发汗法，俞氏经验方葱豉荷米煎（鲜葱白、淡香豉、苏薄荷、生粳米）。

此即《肘后》葱豉粳米煎加薄荷，《内经》所谓"因其轻而扬之"也。治小儿伤寒初起一二日，头痛身热，发冷无汗，药虽轻稳，用之辄效，医者勿以平淡而忽之。查王氏《外台》，有升麻、葛根者，甚则有加麻黄者，有加麻、葛、栀子者；有加栀、芩、石膏、葛根者，有加童便者，有加葛根、生姜、粳米者，有加葛根、粳米者，有加葳蕤、粳米、鼠屎者，有加冬花、麦冬、桔梗、甘草、槟榔、生地汁者，有加天冬、百部、紫菀、川贝、葛根、白前、广皮、生姜者，有加杏仁、童便者，有加生地、生姜、童便者，有加葳蕤、羚角、人参者，对证选用，投无不效。

新加三拗汤

宣上发汗法，俞氏经验方新加三拗汤（麻黄、荆芥穗、苦桔梗、金橘饼、苦杏仁、苏薄荷、生甘草、大蜜枣）。

太阳经为一身之外卫，主皮毛，而皮毛又为肺之合，故足太阳与手太阴二经之病往往互见，如《伤寒论》头痛恶寒，固太阳经症，鼻鸣而喘，即肺经症矣。此以麻黄汤去桂枝为君，而麻黄留节，发中有收，苦杏仁留尖取其发，留皮取其涩，略杵取其味易出，甘草生用，补中有散，三味与仲景法相拗，故名。俞根初氏佐以荆、薄疏风；桔、甘宣上；使以橘饼、蜜枣，辛甘微散，变仲景峻剂为平剂，以治风伤肺、寒伤太阳、头痛恶寒、无汗而喘、咳嗽白痰等证。

麻附五皮饮

温下发汗法，俞氏经验方麻附五皮饮（麻黄、淡附片、浙苓皮、大腹皮、细辛、新会皮、五加皮、生姜皮）。

此以仲景麻附细辛汤合华元化五皮饮为剂。君以麻黄，外走太阳而上开肺气；臣以辛、附，温化肾气；佐以五皮，开腠理以达皮肤。为治一身尽肿，化气发汗之良方。

小青龙汤

化饮发汗法，俞氏经验方小青龙汤载《伤寒论》（麻黄、姜半夏、炒干姜、五味子、川桂枝、北细辛、白芍、清炙草），专治外感内饮证。

风寒外搏，痰饮内伏，发为痰嗽气喘者，必须从小青龙加减施治。盖君以麻、桂辛温泄卫，即佐以芍、草酸甘护营，妙在干姜与五味拌捣为臣，一温肺阳而化饮，一收肺气以定喘；又以半夏之辛滑降痰，细辛之辛润行水，则痰饮悉化为水气，自然津津汗出而解。若不开表而徒行水，何以解风寒之搏束；若一味开表，而不用辛以行水，又何以去其水气。此方开中有阖，升中有降，真如神龙之变化不测。设非风寒而为风温，麻、桂亦不可擅用，学者宜细心辨证，对证酌用也。

越婢加半夏汤

蠲痰发汗法，俞氏经验方越婢加半夏汤载《金匮要略》（蜜炙麻黄、姜半夏、鲜生姜、生石膏、生甘草、大黑枣）。为外感风寒，水饮内停，内外合邪，肺气胀满之证设。

外感风寒，激动肺脏痰火，发为喘嗽，目突如脱，右脉浮大者，则以越婢加半夏汤为正治。方用麻黄、生姜开表，为主药，以辛散外来之风寒；石膏清里，为辅，以寒降上逆之肺火；妙在佐以姜半夏之辛滑涤痰，以开肺气之壅塞，使以甘草、大枣滋补中气，缓和诸药，俾肺窍中之痰涎净尽，则火无所依傍而自出矣。此为辛散风寒，肃清痰火之良方。

二、和解剂

柴胡枳桔汤

和解表里法①轻剂，俞氏经验方柴胡枳桔汤（川柴胡、枳壳、姜半夏、鲜生姜、青子芩、桔梗、新会皮、雨前茶）。

柴胡疏达腠理，黄芩清泄相火，为和解少阳之主药，专治寒热往来，故以之为君。凡外感之邪初传少阳、三焦，势必逆于胸胁，痞满不通，而或痛或呕或哕，故必臣以宣气药，如枳、桔、橘、半之类，开达其上中二焦之壅塞。佐以生姜，以助柴胡之疏达。使以绿茶，以助黄芩之清泄。往往一剂知，二剂已。唯感邪未入少阳，或无寒但热，或无热但寒，或寒热无定候者，则柴胡原为禁药。若既见少阳症，虽因于风温暑湿，亦有何碍，然此尚为和解表里之轻剂，学者可放胆用之。

柴芩双解汤

和解表里法重剂，俞氏经验方柴芩双解汤（柴胡、生葛根、羌

---

① 和解表里：本证系"邪郁腠理，逆于上焦，少阳经病偏于半表证也，法当和解兼表。"

活、知母、炙甘草、青子芩、生石膏、防风、猪苓、白蔻末）。

少阳相火郁于腠理而不达者，则作寒热，非柴胡不能达，亦非黄芩不能清，与少阳经气适然相应，故以为君。若表邪未罢，而兼寒水之气者，则发寒愈重，证必身疼无汗，故必臣以葛根、羌、防之辛甘气猛，助柴胡以升散阳气，使邪离于阴，而寒自已。里邪已盛，而兼燥金之气者，则发热亦甚，证必口渴恶热，亦必臣以知母、石膏之苦甘性寒，助黄芩引阴气下降，使邪离于阳，而热自已。佐以猪苓之淡渗，分离阴阳，不得交并；使以白蔻之开达气机，甘草之缓和诸药，而为和解表里之重剂，亦为调剂阴阳、善止寒热之良方也。善用者往往一剂而瘳[1]。

柴胡达原饮

和解三焦法，俞氏经验方柴胡达原饮（柴胡、生枳壳、川朴、青皮、炙甘草、黄芩、苦桔梗、草果、槟榔、荷叶梗）。

《内经》言邪气内薄五脏，横连膜原[2]。膜者，横膈之膜；原者，空隙之处，外通肌腠，内近胃腑，即三焦之关键，为内外交界之地，实一身之半表半里也。凡外邪每由膜原入内，内邪每由膜原达外，此吴又可治疫邪初犯膜原，所以有达原饮之作也。今俞氏以柴芩为

---

① 瘳：chōu，本义为病愈。

② 横连膜原：本方为开通三焦，"外邪在半表半里者引出之，使达于表而外邪自散"。治湿热痰疟，郁阻募原之疟疾。募原为中焦之门户，湿热疟邪郁伏募原，致使三焦气化失司，痰浊内阻；少阳枢机不利，出现往来寒热，休作有时，间日发疟，头眩，胸膈痞满，心烦懊憹，咳痰不爽，口腻厌食，便秘腹胀，苔厚腻如积粉，脉弦之证；及疟因风寒转变者，初起恶寒无汗，头疼身痛，继即邪传少阳，疟发寒热并重者。何氏告诫，湿郁热伏、热重于湿者不宜使用。若疟已开，热已透，相火炽盛，再投此剂，反助相火愈炽，适劫胆汁而烁肝阴，致肝火旺生风，痉厥之变者，此方慎用。

君者，以柴胡疏达膜原之气机，黄芩苦泄膜原之郁火也。臣以枳、桔开上，朴、果疏中，青、槟达下，以开达三焦之气机，使膜原伏邪从三焦而外达肌腠也。佐以荷梗透之，使以甘草和之。可见和解之中兼有开上、畅中、导下之能，共收宣畅三焦、透达募原之功。虽云达原，实为和解三焦之良方。较之吴氏原方，奏功尤捷。然必湿重于热，阻滞膜原，始为适宜。若湿已开，热已透，相火炽盛，再投此剂，反助相火愈炽，适劫胆汁而烁肝阴，酿成火旺生风，痉厥兼臻之变矣。用此方者其审慎之。

蒿芩清胆汤

和解胆经法，俞氏经验方蒿芩清胆汤（青蒿脑、淡竹茹、仙半夏、赤茯苓、青子芩、生枳壳、陈广皮、碧玉散）。

足少阳胆与手少阳三焦合为一经，其气化一寄于胆中以化水谷，一发于三焦以行腠理。若受湿遏热郁，则三焦之气机不畅，胆中之相火乃炽，故以蒿、芩、竹茹为君，以清泄胆火；胆火炽，必犯胃而液郁为痰，故臣以枳壳、二陈，和胃化痰；然必下焦之气机通畅，斯胆中之相火清和，故又佐以碧玉，引相火下泄，使以赤苓，俾湿热下出，均从膀胱而去。此为和解胆经之良方。凡胸痞作呕，寒热如疟者，投无不效。

柴胡桂姜汤

和解偏重温通法，俞氏经验方柴胡桂姜汤（柴胡、川桂枝、干姜、清炙草、花粉、生牡蛎、黄芩）载《金匮要略》。

夏伤暑邪，深伏阴分，至深秋新感冷风，重伤卫阳，发为痎疟①。

---

① 痎疟：病名。痎，亦称痎气。泛指生于腹内两侧条索状的痞块。

其证寒多热少，肢冷胁痛，故当温和其阳，微和其阴。阳分君以柴胡，而分量独重者，以正疟不离乎少阳也；阴分君以花粉，而分量亦独重者，以救液为急务也。臣以桂枝、干姜，和太阳阳明之阳；即以黄芩、牡蛎，和少阳阳明之阴。佐以甘草，调和阴阳；使以阴阳水，分其阴阳，俾得其平也。此为和解三阳，偏重温通之良方。

柴平汤

和解偏重温燥法，俞氏经验方柴平汤（川柴胡、姜半夏、川朴、清炙草、炒黄芩、赤苓、制苍术、广橘皮、鲜生姜）。

凡寒热往来，四肢倦怠，肌肉烦疼者，名曰湿疟①，故以小柴胡合平胃二方加减，取其一则达膜，一则燥湿，为和解少阳阳明，湿重热轻之良方。仲夏初秋，最多此证，历试辄验，但疟愈即止，不可多服耳。多服则湿去燥来，反伤胃液，变证蜂起矣。

新加木贼煎

和解偏重清泄法，俞氏经验方新加木贼煎（木贼草、淡香豉、冬桑叶、制香附、鲜葱白、焦山栀、粉丹皮、夏枯草、清炙草、鲜荷梗）。

木贼草味淡性温，气清质轻，色青中空，节节通灵，与柴胡之轻清疏达不甚相远，连节用之，本有截疟之功，故张景岳代柴胡以平寒热。俞氏加减其间，君以木贼，领葱、豉之辛通，从腠理而达皮毛，以轻解少阳之表寒；臣以焦栀，领桑、丹之清泄，从三焦而走胆络，以凉降少阳之里热；佐以制香附疏通三焦之气机，夏枯草轻清胆腑之相火；使以甘草和之，荷梗透之，合而为和解少阳，热重寒轻之良方。

---

① 湿疟：病名。指外受雨露，内停水湿，或外感湿热引起的疟疾。

柴胡白虎汤

和解偏重清降法，俞氏经验方柴胡白虎汤（川柴胡、生石膏、天花粉、生粳米、青子芩、知母、生甘草、鲜荷叶）。

柴胡达膜，黄芩清火，本为和解少阳之君药；而臣以白虎法者，以其少阳证少而轻，阳明证多而重也；佐以花粉，为救液而设；使以荷叶，为升清而用。合而为和解少阳阳明，寒轻热重，火来就燥之良方。

柴胡陷胸汤

和解兼开降法，俞氏经验方柴胡陷胸汤（柴胡、姜半夏、小川连、苦桔梗、黄芩、瓜蒌仁、枳实、生姜）。

陶氏节庵曰：少阳证具，胸膈痞满，按之痛，若用柴胡枳桔汤未效，用小柴胡合小陷胸汤一剂即瘥。妙在苦与辛合，能通能降，且瓜蒌之膜瓤①，似人胸中之膜膈，善涤胸中垢腻，具开膈达膜之专功，故为少阳结胸之良方，历试辄验。

大柴胡汤

和解兼轻下法，俞氏经验方大柴胡汤（柴胡、姜半夏、小枳实、鲜生姜、黄芩、生赤芍、生锦纹、大黑枣）载《伤寒论》。

少阳证本不可下，而此于和解中兼以缓下者，以邪从少阳而来，渐结于阳明，而少阳证未罢，或往来寒热，或胸痛而呕，不得不借柴胡、生姜以解表，半夏、黄芩以和里；但里证已急，或腹满而痛，或面赤燥渴，或便秘溺赤，故加赤芍以破里急，枳实、生军以缓下

---

① 膜瓤：膜，形声字。从肉，莫声。本义为生物体内部的薄形组织。瓤，形声字。从瓜，襄（xiāng）声。本义是瓜类的肉。

阳明将结之热；佐以大枣，以缓柴胡、大黄发表攻里之烈性，而为和解少阳阳明、表里缓治之良方。但比小柴胡专于和解少阳一经者力量较大，故称大。

小柴胡汤

和解兼益气法，俞氏经验方小柴胡汤（川柴胡、姜半夏、东洋参、清炙甘草、青子芩、鲜生姜、大红枣）载《伤寒论》。

半表症，即往来寒热，胸胁苦满，指在腠理之风寒而言；半里证，即口苦、咽干、目眩，指在胆腑之里热而言。寒热互拒，所以有和解一法。君以柴胡解少阳在经之表寒，黄芩和少阳在腑之里热；犹恐表邪退而里气虚，故臣以半夏、参、草，和胃阳以壮里气而御表；使以姜、枣，助少阳生发之气，调营卫以解表。盖里气虚则不能御表，表邪反乘虚而入，识透此诀，始识仲景用参之精义。盖上焦得通，精液得下，胃气因和，不强逼其汗而自能微汗以解，此为和解少阳风寒，助胃化汗之良方。

柴胡四物汤

和解兼补血法，俞氏经验方柴胡四物汤（柴胡、仙半夏、当归身、生白芍、条芩、清炙甘草、生地、川芎）载《伤寒论》。

少阳证初病在气，久必入络，其血在将结未结之间，而寒热如疟，胸胁串痛，至夜尤甚者，陷入于足厥阴之肝络也。若但据寒热现状，便投小柴胡原方，则人参、姜、枣温补助阳，反令血愈亏而热愈结，热结则表里闭固，内火益炽，立竭其阴而肝风内动矣。此方君以柴胡入经和气，即臣以川芎入络和血，妙在佐以归、地、白芍之养血敛阴，即使以半夏、甘草之辛甘化阳，庶几阴阳和，俾阴液外溢则汗出，而寒热胁痛自止矣。此为疏气和血，妊妇寒热之良方。

加减小柴胡汤

和解兼通瘀法，俞氏经验方加减小柴胡汤（鳖血柴胡、光桃仁、当归尾、粉丹皮、酒炒黄芩、杜红花、生地、益元散包煎）。

妇人中风七八日，经水适断者，此为热入血室，其血必结，寒热如疟，发作有时。此方君以柴、芩和解寒热，臣以归尾、桃仁破其血结，佐以生地、丹皮凉血泄热，以清解血中之伏火，使以益元滑窍导瘀，从前阴而出。此为和解寒热，热结血室之良方。

柴胡羚角汤

和解偏重破结法，俞氏经验方柴胡羚角汤（鳖血柴胡、归尾、杜红花、碧玉散包煎、羚角片、桃仁、小青皮、炮穿甲、吉林人参、醋炒生锦纹、临服调入牛黄膏）。

妇人温病发热，经水适断，昼日明了，夜则谵语，甚则昏厥，舌干口臭，便闭溺短，此为热结血室，乃少阳内陷阳明、厥阴之危候。外无向表之机，内无下行之势，是证之重而又重者也。此方君以鳖血、柴胡，入经达气，入络利血，提出少阳之陷邪，羚角解热清肝，起阴提神；臣以归尾、桃仁，破其血结，青皮下其冲气；佐以穿甲、碧玉散、炒生军，直达瘀结之处，以攻其坚，引血室之结热一从前阴而出，一从后阴而出，妙在人参大补元气，以协诸药而神其用，牛黄膏清醒神识，以专治谵语如狂。此为和解阴阳，大破血结，背城一战①之要方。

---

① 背：背向。背城一战，即在自己城下和敌人决一死战。多指决定存亡的最后一战。此处指方药投入之重要。

三、攻下剂

调胃承气汤

缓下胃腑结热法，俞氏经验方调胃承气汤（生锦纹、清炙甘草、鲜生姜、元明粉、大红枣）。

调胃者，调和胃气也。大黄虽为荡涤胃肠之君药，而用酒浸，佐甘草者，一借酒性上升，一借炙草甘缓，皆以缓大黄之下性。然犹恐其随元明粉咸润直下，故又使以姜、枣之辛甘，助胃中升发之气。元明粉之分量，减半于大黄，合而为节节弥留之法，否则大黄随急性之元明粉一直攻下，而无恋膈生津之用，何谓调胃耶？此为阳明燥热，初结胃腑之良方。

小承气汤

直下小肠结热法，俞氏经验方小承气汤（生川军、枳实、薄川朴）。

小肠火腑，非苦不通，故君以生军之苦寒，以涤小肠；臣以枳实之苦降，直达幽门；但苦非辛不通，故佐以厚朴之苦辛，助将军一战成功也。此为阳明实热蕴结小肠之良方。若热结旁流[①]，加川连一钱尤妙。

---

① 热结旁流：症名。阳明腑实，肠燥屎内结而致时泄臭水之症。下利清水，色纯青。其气臭秽，脐腹疼痛，按之坚硬有块，口舌干燥，脉滑实。乃燥屎坚结于里，胃肠欲排不能，逼迫津液从燥屎旁流下所致。《温疫论·大便》："热结旁流者，以胃家实，内热壅闭，先大便闭结，续得下利，纯臭水，全然无粪，日三四度，或十数度。宜大承气汤，得结粪而利止；服汤不得结粪，仍下利并臭水，及所进汤药，因大肠邪胜，失其传送之职，知邪犹在也，病必不减，宜下之。"

大承气汤

峻下大肠结热法，俞氏经验方（元明粉、生锦纹、小枳实、薄川朴）。

大肠与胃同为燥金之腑，《易》曰：燥万物者莫熯乎火。燥非润不降，火非苦不泻，故君以元明粉润燥软坚，生川军荡实泻火。臣以枳实去痞，厚朴泄满，合而为痞满燥实坚，大肠实火之良方。

三仁承气汤

缓下脾脏结热法，俞氏经验方三仁承气汤（大麻仁、松子仁、小枳实、炒香大腹皮、杏仁、生川军、油木香、猪胰略炒）。

脾与胃以膜相连。膜者脂膜也，上济胃阴，下滋肠液，皆脾所司。若发汗利小便太过，则胆火炽盛，烁胃熏脾，胃中燥而烦实，实则大便难，其脾为约，约则脾之脂膜枯缩矣。故君以麻、杏、松仁等多脂而香之物，濡润脾约，以滋胃燥；然胃热不去，则胆火仍炽，又必臣以生军、枳实，去胃热以清胆火，所谓釜底抽薪是也；佐以油木香、大腹皮者，以脾气喜焦香，而油木香则滑利脂膜，脾络喜疏通，而大腹皮又能直达脾膜也；妙在使以猪胰，善去油腻而助消化，以洗涤肠中垢浊。此方为胃燥脾约，液枯便闭之良方。

陷胸承气汤

肺与大肠并治法，俞氏经验方陷胸承气汤（瓜蒌仁、小枳实、生川军、仙半夏、小川连、风化硝）。

肺伏痰火，则胸膈痞满而痛，甚则神昏谵语；肺气失降，则大肠之气亦痹，肠痹则腹满便闭。故君以蒌仁、半夏，辛滑开降，善能宽胸启膈，臣以枳实、川连，苦辛通降，善能消痞泄满；然下既不通，必壅乎上，又必佐以硝、黄，咸苦达下，使痰火一齐通解。此为开肺通肠，痰火结闭之良方。

犀连承气汤

心与小肠并治法，俞氏经验方犀连承气汤（犀角汁、小川连、小枳实、鲜地汁、生锦纹、真金汁）。

心与小肠相表里。热结在腑，上蒸心包，出现神昏谵语，甚则不语如尸，世俗所谓蒙闭证也。便通者宜芳香开窍，以通神明。若便秘而妄开之，势必将小肠结热，一齐而送入心窍，是开门揖盗也。此方君以大黄、黄连，极苦泄热，凉泻心、小肠之火；臣以犀、地二汁，通心神而救心阴；佐以枳实，直达小肠幽门，俾心与小肠之火，作速通降之用。然火盛者心必有毒，又必使以金汁润肠解毒。此为泻心通肠，清火逐毒之良方。

白虎承气汤

清下胃腑结热法，俞氏经验方白虎承气汤（生石膏、生锦纹、生甘草、白知母、元明粉、陈仓米、荷叶）。

胃之支脉，上络心脑，一有邪火壅闭，即堵其神明出入之窍，故昏不识人，谵语发狂，大热大烦，大渴大汗，大便燥结，小便赤涩等症俱见。是方白虎汤合调胃承气汤，一清胃经之燥热，一泻胃腑之实火，此为胃火炽盛，液燥便闭之良方。

桃仁承气汤

急下肠中瘀热法，俞氏经验方桃仁承气汤（光桃仁、五灵脂、生蒲黄、鲜生地、生川军、元明粉、生甘草、犀角汁冲）。

下焦瘀热，热结血室，非速通其瘀，而热不得去。瘀热不去，则势必上蒸心脑，蓄血如狂，谵语；下烁肝肾，亦多见小腹串疼，带下如注，腰痛如折，病最危急。此方以张仲景原方去桂枝，合犀角地黄及失笑散，三方复而为剂，可谓是峻猛矣，然急证非急攻不可，重证非重方不效，古圣心传，大抵如斯，但必辨证精切，明告病家，此为背城一战之策，效否亦难预必，信则服之，否则另请高明可也。

解毒承气汤

峻下三焦毒火法，俞氏经验方解毒承气汤（银花、生山栀、小川连、生川柏、青连翘、青子芩、小枳实、生锦纹、西瓜硝、金汁、白头蚯蚓煮生绿豆）。

疫必有毒①，毒必传染，症无六经可辨，故喻嘉言从三焦立法，殊有卓识。此方用银、翘、栀、芩轻清宣上，以解疫毒，喻氏所谓"升而逐之"也；黄连合枳实，善疏中焦，苦泄解毒，喻氏所谓"疏而逐之"也，黄柏、大黄、瓜硝、金汁咸苦达下，速攻其毒，喻氏所谓"决而逐之"也；即雪水、绿豆清亦解火毒之良品，合而为泻火逐毒、三焦通治、升清降浊之良方。

养荣承气汤

润燥兼下结热法，俞氏经验方养荣承气汤（鲜生地、生白芍、小枳实、川朴、油当归、白知母、生锦纹）载吴又可《温疫论》。

火郁便闭，不下则无以去其结热；液枯肠燥，不润则适以速其

---

① 疫必有毒：火毒炽盛，搏结肠腑，致身热不退，谵语狂乱，昏不识人，循衣摸床，腹硬满疼痛，大便秘结或热结旁流，小便赤涩，或有痈脓，舌卷囊缩，苔焦黄起刺，脉沉伏者。

亡阴。方以四物汤去川芎，重加知母，清养血液以滋燥，所谓增水行舟也；然徒增其液，而不解其结，则扬汤止沸，转身即干，故又以小承气去其结热。此为火盛烁血，液枯便闭之良方。

厚朴七物汤

攻里兼解表法，俞氏经验方厚朴七物汤（薄川朴、生锦纹、鲜生姜、大红枣、小枳实、川桂枝、清炙草）载《金匮要略》。

腹满而痛，大便不通，为内实气滞之的证，故君以小承气法，疏气机以泄里实；但肢冷身热，表邪未净，佐桂枝汤去白芍之酸收，解表邪而和营卫。此为太阳阳明攻里解表之良方。

柴芩清膈煎

攻里兼和解法，俞氏经验方（川柴胡、生锦纹、生枳壳、焦山栀、青子芩、苏薄荷、苦桔梗、青连翘、生甘草、鲜淡竹叶）。

少阳表邪内结膈中，膈上如焚，寒热如疟，心烦懊恼，大便不通，故君以凉膈散法，生军领栀、芩之苦降，荡胃实以泄里热；佐以枳、桔，引荷、翘、甘、竹之辛凉，宣膈热以解表邪；妙在柴胡合黄芩，分解寒热。此为少阳阳明攻里清膈之良方。

六磨饮子

下气通便法，俞氏经验方（上沉香、尖槟榔、小枳实、广木香、台乌药、生锦纹，用开水各磨汁）。

胃为阳腑，宜通宜降，五磨饮子，本为气郁上逆而设，得锦纹汁则疏气滞，降实火，尤为得力。此为郁火伤中，痞满便秘之良方。

枳实导滞汤

下滞通便法，俞氏经验方枳实导滞汤（枳实、生锦纹、净楂肉、尖槟榔、薄川朴、小川连、六和曲、青连翘、老紫草、细木通、生甘草）。

凡治温病热症，往往急于清火，而忽于里滞，不知胃主肌肉，胃不宣化，肌肉无自而松，即极力凉解，反成冰伏。此方俞氏用小承气合连、槟为君，苦降辛通，善导里滞；臣以楂、曲疏中，翘、紫宣上，木通导下；佐以甘草和药。升者升，降者降，不透发而自透发。每见大便下后，而疹斑齐发者以此。此为消积下滞，三焦并治之良方。

加味凉膈煎

下痰通便法，俞氏经验方加味凉膈煎（化硝、煨甘遂、葶苈子、苏薄荷、生锦纹、白芥子、片黄芩、焦山栀、青连翘、小枳实、鲜竹沥、生姜汁）。

凡温热者，多夹痰火壅肺，其证痰多咳嗽，喉有水鸡声，鼻孔煽张，气出入多热，胸膈痞胀，腹满便秘，甚则喘胀闷乱，胸腹坚如铁石，胀闷而死。急救之法，唯速用此方。凉膈散为君，以去其火；臣枳、葶、芥、遂，逐其痰而降其气；佐以竹沥、姜汁，辛润通络，庶[①]可转危为安。若畏其峻险而不用，仍以疲药塞责，则百不救一矣。

---

① 庶：众多，多。

陶氏黄龙汤

攻补兼施法，俞氏经验方陶氏黄龙汤（锦纹钱、真川朴、吉林参、清炙甘、元明粉、小枳实、白归身、大红枣）载陶氏《六书》。

此方为失下循衣撮空[①]，神昏肢厥，虚极热盛不下必死者立法。故用大承气汤急下以存阴；又用参、归、草、枣，气血双补以扶正。此为气血两亏，邪正合治之良方。

五仁橘皮汤

滑肠通便法，俞氏经验方五仁橘皮汤（杏仁、松子仁、郁李净仁、原桃仁、柏子仁、广橘皮）。

杏仁配橘皮，以通大肠气闭；桃仁合橘皮，以通小肠血秘，气血通润，肠自滑流矣，故以为君。郁李仁得橘皮，善解气与水互结，洗涤肠中之垢腻，以滑大便，故以为臣。佐以松、柏通幽，幽通则大便自通。此为润燥滑肠，体虚便闭之良方。若欲急下，加玄明粉二钱，提净白蜜一两，煎汤代水可也；夹滞，加枳实导滞丸三钱；夹痰，加礞石滚痰丸三钱；夹饮，加控涎丹一钱；夹瘀，加代抵当丸三钱；夹火者，加当归龙荟丸三钱；夹虫者，加椒梅丸钱半。可吞服，或包煎，均可随证酌加。此最为世俗通行之方，时医多喜用之，取其润不滞气，下不伤饮耳。

雪羹合更衣丸

肝与小肠并治法，俞氏经验方雪羹合更衣丸（淡海蜇、大荸荠

---

① 循衣撮空：又名两手撮空，指患者意识不清，两手伸向空中，像要拿东西的症状。出《中藏经》。如两手向上，拇指和食指不断地捻动，称为"撮空理线"。这是病重元气将脱的表现。实证、虚证均可见本症。

更衣丸）。

雪羹之方，始见于王晋三《古方选注》，谓海蜇味咸，荸荠味甘微咸，皆性寒而质滑，有清凉内沁之妙。凡肝经热厥，少腹攻冲作痛，诸药不效者，用以泄热止痛，捷如影响。然以予所验，功不止此，凡痰喘胸痞、呕吐胀满、便闭滞下、癥瘕疳黄等病，由于肝火为患者，皆可酌用。即宜下之证，而体虚不任硝、黄者，随证佐以枳、朴等品，每收默效。唯俞氏谓其力薄，辄佐以更衣丸，屡奏殊功。

蠲饮万灵汤

急下停饮法，俞氏经验方蠲饮①万灵汤（芫花、煨甘遂、姜半夏、浙茯苓、大戟、大黑枣、炒广皮、鲜生姜）。

停饮为患，轻则痞满呕吐，重则腹满肢肿，甚则化胀成鼓，非峻逐之，无以奏功。此方君以芫花之辛辣，轻清入肺，直从至高之分，去郁陈莝，又以甘遂、大戟之苦泄，配大枣甘而润者缓攻之，则自胸及胁腹之饮，皆从二便出矣，此为仲景十枣汤之功用也。俞氏臣以二陈汤去甘草者，遵仲景痰饮以温药和之之法，佐以生姜之辛，合十枣之甘，则辛甘发散，散者散，降者降，停饮自无容留之地矣，故名曰万灵。

张氏济川煎

增液润肠兼调气法，俞氏经验方张氏济川煎（淡苁蓉、怀牛膝、

---

① 蠲饮，一指湿聚为水，水停成饮，饮凝成痰。稠浊者为痰，清稀者为饮，清澈澄明者为水，而湿是水气弥散状态。亦指蠲饮为驱除停聚体内某部位的积水，例如由某些疾病产生的腹水，胸腔积水。

升麻、油当归、福泽泻、枳壳）化裁，方载《景岳全书》。

大便秘一证，有热结，有气滞，有液枯。热结则诸承气为正治，固已；气滞必求其所以滞之者，而为之去其滞，如食滞则枳实导滞，痰滞则加味凉膈，瘀滞则桃仁承气，饮滞则蠲饮万灵，寒滞则厚朴七物，热滞则六磨饮子，皆足奏功。液枯多兼热结，则养荣承气为正治；若液枯而兼气滞，轻则五仁橘皮，重则张氏济川。夫济川煎注重肝肾，以肾主二便，故君以苁蓉、牛膝，滋肾阴以通便也；肝主疏泄，故臣以当归、枳壳，一则辛润肝阴，一则苦泄肝气，妙在升麻升清气以输脾，泽泻降浊气以输膀胱；佐蓉、膝以成润利之功。张景岳谓：病浅虚损而大便不通，则硝、黄攻击等剂必不可用；如势有不得不通者，宜此方主之。此方用通于补之剂也，最妙。俞氏引用，良有以也。谤之者，妄开滋润之说，为庸医逢迎富贵之诡术，亦未免信口雌黄矣。

四、温热剂

藿香正气汤

温中化浊法，俞氏经验加减方藿香正气汤（杜藿梗、薄川朴、新会皮、白芷、嫩苏梗、姜半夏、浙苓皮、春砂仁）。

吾绍地居卑湿，时值夏秋，湿证居十之七八，地多秽浊，人多恣食生冷油腻，故上吸秽气，中停食滞者甚多，方以藿、朴、二陈温中为君；臣以白芷、砂仁，芳香辟秽；佐以苏梗、苓皮辛淡化湿；合而为温化芳淡、湿滞夹秽之良方。唯温热暑燥，不夹寒湿者，不可妄用。

仁香汤

温中流气法，俞氏经验方仁香汤（白蔻仁、杜藿香、广木香、春砂仁、白檀香、母丁香、生甘草、淡竹茹）。

凡素有肝气，一受痧秽，即胸膈烦，络郁腹痛，夏秋最多，吾绍通称痧气①。故以二仁、五香为君，芳香辟秽，辛香流气；臣以广皮疏中，竹茹通络；使以些许生甘草，以缓和辛散之气。此为疏肝快脾、辟秽散痧之良方。

神术汤

温中疏滞法，俞氏经验方（杜藿香、制苍术、新会皮、炒楂肉、春砂仁、薄川朴、清炙草、焦六曲）。

素禀湿滞，恣食生冷油腻，而致湿成、霍乱者，陡然出现吐泻腹痛，胸膈痞满。故君以藿、朴、橘、术，温理中焦；臣以楂、曲消滞；佐以砂仁运气；使以甘草缓其燥烈之性。此为温中导滞、平胃快脾之良方。

苓术二陈煎

温中利湿法，俞氏经验方苓术二陈煎（带皮苓、淡干姜、广皮、泽泻、生晒术、姜半夏、猪苓、清炙草）载景岳《新方八阵》。

脾气虚寒者，最易停湿，往往腹泻溺少，脉缓舌白，肢懈神倦，胃钝气滞。故君以苓、术、姜、夏，温中化湿；臣以二苓、泽泻，

---

① 痧气：病名。又名痧胀。《伤寒指掌》卷四："凡痧秽，从口鼻吸入，即从募原流布三焦，便见头痛恶寒发热，骨节酸痛，与伤寒相似；但脉沉细，或手足指令，腹满呕恶，与伤寒异，刺少商穴，其血紫滞者是也；须用川郁金、石菖蒲、广藿香、槟榔、厚朴、青皮、紫苏等以逐秽邪。"

化气利溺；佐以橘皮疏滞；使以甘草和药。此为温脾健胃、运气和湿之良方。

大橘皮汤

温化湿热法，俞氏经验方大橘皮汤（广陈皮、赤苓、飞滑石、槟榔汁、杜苍术、猪苓、泽泻、官桂）。

湿温初起，如湿重热轻，或湿遏热伏，必先用辛淡温化，始能湿开热透。故俞氏方中以橘红、苍术温中燥湿，为主药；又以茯苓、猪苓、滑石、泽泻化气利溺，佐以槟榔导下，官桂辛、甘、热。入肾、心、肝经。补火助阳，温通经脉，为诸药通使，诸药合用，具有温通中气、导湿下行之功效。

桂枝橘皮汤

温调营卫法，俞氏经验方桂枝橘皮汤（桂枝尖、生白芍、鲜生姜、广陈皮、清炙草、大红枣）。

桂枝汤为太阳经中风而设。臣以广皮和中，以疏草、枣之甘滞而白芍分量又重于桂枝，故为脾受寒湿、调和营卫之良方。

香砂理中汤

温健脾阳法，俞氏经验方香砂理中汤（广木香、东洋参、炒川姜、春砂仁、生晒术、清炙草）。

脾为阴脏，宜温宜健，如夏月饮冷过多，寒湿内留，上吐下泻肢冷脉微，脾阳惫甚，中气不支，则以理中汤为正治。故君以参、术、草，守补中气；即臣以干姜，温健中阳；此佐以香、砂者，取其芳香悦脾，使脾阳勃发也。合而为提补温运、暖培中阳之良方。

理阴煎

温理脾阴法，俞氏经验方理阴煎〔熟地（砂仁拌捣）、归身、清炙草、干姜〕，载景岳《新方八阵》。

上焦属阳，下焦属阴，而中焦则为阴阳交会之枢。脾阳虚而胃阴尚可支持者，治以香砂理中汤，固已。若脾阴亏而胃阳尚能支持者，当君以归、地甘润和阴，佐以姜、草辛甘和阳，故景岳谓为理中汤之变方，与黑地黄丸药异法同。此为滋补脾阴、温运胃阳之良方。

香砂二陈汤

温运胃阳法，俞氏经验方香砂二陈汤（白檀香、姜半夏、浙茯苓、春砂仁、炒广皮、清炙草）。

胃有停饮，或伤冷食，每致胸痞脘痛，呕吐黄水，俗皆知为肝气痛，实则胃脘痛也。妇女最多，男子亦有，皆由多吃瓜果或冷酒冷菜等而成，感寒感热，俱能触发。故以二陈温和胃阳为君；臣以茯苓化气蠲饮；佐以香砂运气止痛；使以甘草和药。此为温运胃阳、消除积饮之良方。痛甚者，加白蔻末二分拌捣瓦楞子四钱；呕甚者，加控涎丹八分包煎，速除其饮。

胃苓汤

温利胃湿法，俞氏经验方胃苓汤（杜苍术、炒广皮、生晒术、泽泻、薄川朴、带皮苓、猪苓、官桂）载景岳《古方八阵》。

夏令恣食瓜果，寒湿内蕴，每致上吐下泻，肢冷脉伏，由胃阳为寒水所侵，累及脾阳，不得健运。故以二术、橘、朴为君，温胃健脾；臣以二苓、泽泻，导水下行，利小便以实大便；佐以官桂暖气散寒，为诸药通使。此为温通胃阳、辛淡渗湿之良方。呕甚者，加姜半夏三钱，生姜汁一匙（分冲）；腹痛甚者，加紫金片三分（烊冲）；足筋拘挛者，加酒炒木瓜钱半，络石藤三钱。

白术和中汤

温和脾胃法，俞氏经验方白术和中汤（生晒术、新会皮、炒焦六曲、佛手花、浙茯苓、春砂仁、五谷虫、陈仓米、荷叶）。

脾胃主中气，过服消克则中气虚，气虚则滞，滞则中满，甚或成鼓，多由湿聚为满，气壅为胀，中空无物，按之不坚，亦不痛，或时胀时减，病名为气虚中满。湿证夹食，中期最多此证，用药最难，纯补则胀满愈甚，分消则中气愈虚，故以茯、术培中化湿为君；臣以陈皮、砂仁运中，神曲、谷虫导滞；佐以佛手花疏气宽胀；使以荷叶包陈仓米，升清气以和胃，补而不滞，疏而不削。此为温和脾胃、条畅气机之良方。若寒气盛，加炒干姜八分，淡吴萸五分，紫猺桂三分；若湿热盛，加川连六分，川朴一钱；兼大便闭结者，吞服枳实导滞丸三钱，以胀满多夹宿滞也，下后，随用此汤渐磨而化之；若兼络瘀，加新绛钱半，旋覆花三钱（包煎），青葱管五寸（冲）。

加味小建中汤

温和肝脾法，俞氏经验方加味小建中汤（生白芍、饴糖、鲜生姜、广橘白络、川桂枝、清炙草、大红枣、春砂仁）载《医门法律》。

脾主中气而统血，贯注四旁，输运上下，为胃行其津液，而主一身之营阴卫阳者也。故中气立，则营卫流行，而不失其和，阴阳相循，而不极于偏。如过服香燥，耗气劫阴，则营卫不和，症多出现寒热类疟，四肢酸疼，手足烦热，咽干口燥，里急腹痛，肝乘脾之证见焉。故以芍、草、饴糖为君，酸得甘助而生阴，以缓肝之急；臣以桂枝、姜、枣，甘与辛合而生阳，以健脾之气，而不加参、术扶气者，恐助肝气之横逆也，故但曰小建中；俞氏仿喻西昌[①]法，佐以橘白、橘络，使以砂仁者，深虑甘药太过，令人气滞中满耳。此为温和肝脾、调剂营卫之良法。

神香圣术煎

热通脾肾法，俞氏经验方神香圣术煎（冬白术、紫猺桂、公丁香、川姜、广陈皮、白蔻仁）载景岳《新方八阵》。

恣食生冷油腻，及过用克伐，或寒中太阴，致伤脾阳以及肾阳者，症必上吐下泻，胸膈痞满，胁肋胀痛，气怯神倦，甚至眶陷腮塌[②]，四肢厥冷，脉微似伏，证极危笃。故以白术、干姜为君，暖培脾阳；臣以肉桂温肾；佐以陈皮和中；妙在使以丁、蔻，兴发气机，以速姜、桂通阳之烈性。此为热通脾肾、寒湿霍乱之主方。

附子理中汤

热壮脾肾法，俞氏经验方附子理中汤（黑附块、别直参、清炙草、川姜、冬白术、生姜汁）。

猝中阴寒，口食生冷，病发而暴，忽然吐泻腹痛，手足厥逆，冷汗自出，肉瞤筋惕，神气倦怯，转眄头项若冰，浑身青紫

---

① 喻西昌：本名喻昌，号西昌老人，江西南昌（今南昌市新建县）人。因新建古称西昌，故晚号西昌老人。明代万历十三年（1585年）生，卒于清代康熙三□（1664年），为明末清初著名医家，与张路玉、吴谦齐名，号称清初三大家。著□《寓意草》、《尚论篇》、《尚论后篇》、《医门法律》等。

② 腮瘰：腮 luó，手指纹。瘰，不饱满，凹下。瘰螺痧，中医指霍乱一类的病。

而死，唯陡进纯阳之药，迅扫浊阴，以回复脾肾元阳，乃得功收再造。故以附、姜辛热追阳为君，即臣以参、术培中益气，以炙草和药，使以姜汁去阴浊而通胃阳，妙在干姜温太阴之阴，即以生姜宣阳明之阳，使参、术、姜、附收功愈速。此为热壮脾肾、急救回阳之要方。

五、滋补剂

清燥养营汤

滋阴润燥法，清燥养营汤。俞氏经验方（鲜生地、知母、归身、新会皮、生白芍、花粉、生甘草、梨汁）载吴又可①《温疫论》。

吴氏谓数下后，两目加涩，舌肉枯干，津不到咽，唇口燥裂，缘其人阳脏多火，重亡津液而阴亏也。故君以地、芍、归、甘，养营滋液；即臣以知母、花粉，生津润燥；佐以陈皮，健脾、运气疏中，防清滋诸药碍胃滞气；使以梨汁，味甘而鲜，性凉质润，醒胃气以速增津液也。此为滋营养液、润燥清气之良方。

阿胶黄连汤

滋阴清火法，阿胶黄连汤。俞氏经验方（陈阿胶、生白芍、小川连、鲜生地、青子芩、鸡子黄）从仲景方加味。

少阴心主血，中含热气，故《内经》云少阴之上，热气治之。凡外邪夹火而动者，总属血热，其症心烦不寐，肌肤枯燥，神气衰弱，咽干溺短。故君以阿胶、生地，滋肾水而凉心血。阿胶必须真

---

① 吴又可：即吴有性（1582—1652），明末江苏震泽今苏州人。著《温疫论》。

陈，庶不碍胃；生地用鲜，庶不凝阴。但少阴只有热气，能温血而不致灼血，若夹肝胆之相火，激动心热，轻则咽干心烦，欲寐而不能寐，重则上攻咽喉而为咽痛，下奔小肠而便脓血。故臣以白芍配芩、连，酸苦泄肝以泻火，而心热乃平；白芍合生地，酸甘化阴以滋血，而心阴可复。妙在佐鸡子黄色赤入心，正中有孔，能通心气以滋心阴。此为润泽血枯、分解血热之良方。

阿胶鸡子黄汤

滋阴息风法，阿胶鸡子黄汤。俞氏经验方（陈阿胶、生白芍、石决明、双钩藤、大生地、清炙草、生牡蛎、络石藤、茯神木、鸡子黄）。

血虚生风者，非真有风也，实因血不养筋，筋脉拘挛，伸缩不能自如，故手足瘛疭，类似风动，故名曰内虚暗风，通称肝风。温热病末路多见此症者，以热伤血液故也。方以阿胶、鸡子黄为君，取其血肉有情，液多质重，以滋血液而息肝风；臣以芍、草、茯神木，一则酸甘化阴以柔肝，一则以木制木而息风；然心血虚者，肝阳必亢，故佐以决明、牡蛎，介类潜阳；筋挛者络亦不舒，故使以钩藤、络石，通络舒筋也。此为养血滋阴，柔肝息风之良方。

坎气潜龙汤

滋阴潜阳法，坎气潜龙汤。俞氏经验方（净坎气、青龙齿、珍珠母、生白芍、大生地、左牡蛎、磁朱丸、东白薇、大熟地）。

肾中真阳寄于命门，为生气之根，真阳如不归根，即发生龙雷之火①。命门为精室之门，前通外肾，后通督脉，与肝、肾、冲、任

---

① 龙雷之火：指心肾之火。龙火，指肾火；雷火，指心火。

各有关系。冲隶于肝，任隶于肾，若肾经阴虚，则阳无所附而上越，任阴不足，则冲气失纳而上冲。故仲景谓：阴下竭，阳上厥。欲潜其阳以定厥，必先滋其阴以镇冲。故以坎气二地为君，坎气即初生脐带，一名命蒂，以其前通神阙，后通命门，最得先天之祖气。二地质重味厚，填精益髓，善滋后天之真阴，庶几阴平阳秘，龙雷之火，不致上升，况又臣以龙、牡、珠母，滋潜龙雷；佐以磁、朱交济心肾，阳得所附，火安其位矣。妙在使以芍、薇，一为敛肝和阴所必要，一为纳冲滋任之要药，君佐合度，臣使咸宜。此为补肾滋任、镇肝纳冲之良方。然必右脉浮大，左脉细数，舌绛心悸，自汗虚烦，手足躁扰，时时欲厥者，始为恰合。若肢厥脉细，额汗如珠，宜再加人参、附子、五味等品，急追元阳以收汗。但病势危笃如斯，亦多不及救矣。

当归四逆汤

滋阴通脉法，当归四逆汤。俞氏经验（全当归、桂枝尖、北细辛、鲜葱白、生白芍、清炙草、绛通草、陈绍酒）从仲景方加减。

心主经脉，肝主络脉，而心包主络亦主脉，横通四布，既辅心经之行血，亦助肝络之摄血。若肝不摄血，心包之血又不四布，则手足厥寒，且不能横通于经脉，则血行于脉中者少，故脉细欲绝。由是推之，肝与心及心包同病，不独足厥阴肝专受其累也。故以归、芍荣养血络，为君；即臣以桂、辛，辛通经脉，使经气通畅，络气自能四布；尤必佐以绛通、葱、酒者，一取其速通经隧，一取其畅达络脉；使以炙草，辛得甘助而发力愈速也。此为养血滋阴、活络通脉之良方。

复脉汤

滋阴复脉法，复脉汤。俞氏经验从仲景方加减，一名炙甘草汤（大生地、真人参、炒枣仁、桂枝尖、陈阿胶、大麦冬、清炙草、陈绍酒、生姜汁、大红枣）。

《内经》谓诸血皆属于心，心主脉，脉者血府也。《难经》谓"十二经中皆有动脉，独取寸口以决脏腑死生之法"者，以脉之大会，手太阴之动脉也，人一呼脉行三寸，一吸脉行三寸，呼吸定息，脉行六寸，周于身。营卫行阳二十五度、行阴二十五度为一周，复会于手太阴，五脏六腑之所终始，故法取于寸口（两手寸关尺六部言）。由是观之，脉之动虽属心，而迫之使动者则在肺。肺主气，气主呼吸，一呼一吸，谓之一患，以促心血之跃动而发脉。病而至于心动悸，心主脉而本能动，动而至于悸，乃心筑筑然跳①，按其心部动跃震手也，是为血虚；脉结代者，缓时一止为结，止有定数为代，脉行十余至一止，或七八至及五六至一止，皆有定数，是为血中之气虚。故重用胶、地、草、枣，大剂补血为君，尤必臣以参、麦之益气增液，以润经隧而复脉，和其气机以去其结代。然犹恐其脉未必复，结代未必去，又必佐以桂、酒之辛润行血，助参、麦益无形之气，以扩充有形之血，使其捷行于脉道，庶几血液充而脉道利，以复其跃动之常，使以姜、枣调卫和营，俾营行脉中，以生血之源，卫行脉外，以导血之流。此为滋阴补血、益气复脉之第一良方。

---

① 筑筑然跳：症名。自觉心下胃上膻中处悸动不适的证候。见《伤寒论·辨太阳病脉证并治》。《伤寒溯源集》卷一曰："所谓心下悸也，盖心之下，胃脘之上，鸠尾之间，气海之中，《灵枢》谓膻中为气之海也。"亦指心悸。《张氏医通》卷六曰："悸即怔忡之谓。心下惕惕然跳，筑筑然动，怔怔忡忡，本无所惊，自心动而不宁，即所谓悸也。"悸者，心忪是也。筑筑，惕惕然动，怔怔忪忪不能自安者。

四物绛覆汤

滋阴濡络法，四物绛覆汤。俞氏经验方［细生地、生白芍、真新绛、广橘络、全当归、川芎、旋覆花（包煎）、青葱管］。

《内经》云血主濡之。血虚则脉络郁涩，络涩则血郁化火，每致郁结伤中，脘胁串痛，甚则络松血溢，色多紫黯。故以生地、归芍滋阴养血，为君，臣以绛、覆、川芎，辛润通络；佐以橘络，舒络中之气；使以葱管，通络中之瘀。此为轻清滋阴，辛润活络；佐以橘络，舒络中之气；使以葱管，通络中之瘀。此为轻清滋阴、辛润活络之良方。痛甚者，加桃仁七粒，蜜炙延胡钱半，活血止痛；夹火者，加川楝子钱半，丹皮钱半，苦辛泄热。

新加酒沥汤

滋阴调气法，新加酒沥汤。俞氏经验方（细生地、白归身、广橘白、苏薄荷、生白芍、清炙草、川柴胡、玫瑰花、陈绍酒、淡竹沥）从张石顽①酒沥汤加味。

丹溪谓气血调和，则百病不生；气血抑郁，则百病蜂起。路玉谓气郁则液凝为痰，血郁则络瘀作痛。窃谓气血暴郁，血多虚而气多滞，必先调气，继则活络，最忌辛燥克削，重伤气血。故以归、地、芍、草养血柔肝，为君，遵"肝苦急，急食甘以缓之"之经旨；臣以橘白、柴、荷，清芬疏气，以"肝喜散，急食辛以散之"也；佐以竹沥、绍酒，涤痰行血，以"肝性刚，宜柔宜疏"是也；使以玫瑰花者，色能活血，香能疏气，足为诸药之先导。此为滋阴养血、

---

① 张石顽：张璐，字路玉。晚号石顽老人。清代江南长洲（今江苏吴县）人。

调气疏郁之良方。

补阴益气煎

滋阴补气法，补阴益气煎。俞氏经验方（潞党参、怀山药、新会皮、升麻、大熟地、白归身、清炙草、鳖血柴胡）载景岳《新方八阵》。

男子便血，妇人血崩，无论去血多少，但见声微气怯，面白神馁，心悸肢软者，气不摄血，血从下脱也。若用清凉止血方，必致气脱，故以甘平入脾肺经之党参、滋填阴血之熟地为君，景岳称为两仪，本方为气血双补之通用方；臣以薯、归，滋脾阴而养肝血，归身醋炒，尤得敛血之妙用；佐以升、柴、橘皮，升清气而调胃气，柴胡用鳖血拌炒，虽升气而不致劫动肝阴；使以甘草和药，缓肝急而和脾阴。此为滋阴养血、血脱益气之良方。

唯党参甘平益气，究嫌力薄，膏粱体宜易吉林人参，补气之功为尤胜。阴虚有火者，补加莹白童便，咸平止血以降阴火，尤有专功；自汗者，加绵芪皮二三钱固表气以收汗，淮小麦三四钱养心血以敛阴。皆历试辄验之要法。

加味金匮肾气汤

滋阴纳阳法，加味金匮肾气汤。俞氏经验方（大熟地、怀山药、丹皮、淡附片、山萸肉、浙茯苓、泽泻、紫猺桂、北五味、莹白童便）从仲景方加减。

伤寒夹阴误服升散，及温热多服清凉克伐，以致肾中虚阳上冒，而口鼻失血，气短息促，其足必冷，小便必白，大便秘或溏、或泻，上虽假热，下显真寒。阳既上越，阴必下虚，宜于滋阴之中，暂假热药冷服以收纳之。故以六味地黄为君，壮水之主，以镇阳光；臣以桂、附，益火之源，以消阴翳；妙在佐以莹白童便，速降阴火以清敛血溢。此为滋补真阴、收纳元阳之良方。

救阳四逆汤

回阳破阴法，救阳四逆汤。俞氏经验方（川附子、川干姜、清炙草）载仲景《伤寒论》。

少阴病初起，不头痛身热，即恶寒肢厥，战栗蜷卧，甚则吐泻腹痛，脉沉或伏，此名直中阴经真寒症，俗称阴证伤寒。若兼面色青、囊缩舌短者，此为夹阴中寒，证皆危险。故急以附、姜破阴救阳为君；佐以炙草和中，辛得甘助，则有温补之功；甘与辛合，更擅调剂之长。此为破阴回阳、少阴中寒之主方。吐多者，加生姜汁两匙冲，公丁香一分；泻多者，加炒冬术三钱，煨肉果钱半；舌短囊缩、小腹绞痛者，加盐水炒吴茱萸一钱，酒炒木瓜钱半。

桂枝加附子汤

回阳摄阴法轻剂，桂枝加附子汤。俞氏经验方（川桂枝、东白芍、煨干姜、炮附子、清炙草、大红枣）载仲景《伤寒论》。

伤寒发汗过多，汗漏不止，恶风，小便难，四肢微急，此为亡阳之轻证。故以桂、附辛热回阳为君；即臣以白芍之酸收摄阴，炙草之甘缓和阳；佐以煨姜，使以大枣，一为调卫以助阳，一为和营以维阴。此为回阳摄阴、调营护卫之良方。

真武汤

回阳摄阴法重剂，真武汤。俞氏经验方（炮附子、生白芍、浙茯苓、鲜生姜、生冬术）载仲景《伤寒论》。

《内经》云阳气者，精则养神，柔则养筋。若外感证发汗过多，津液亏少，阳气偏虚，自汗不止，筋失所养而惕惕跳动，肉失所养而眴然蠕动，目眩心悸，振振欲擗地者，此为亡阳之重证。故以附、姜辛热回阳为君；臣以白术培中益气，茯苓通阳化气，以助附、姜峻补回阳之力；尤必佐白芍阴药以维系者，庶几阳附于阴而内返矣。此为回阳摄阴、急救亡阳之祖方。若少阴腹痛下利，内有水气者，本方宜重用茯苓，少则六钱，多则八钱或一两，以通肾阳而利水，白芍宜用酒炒，以免阴凝之弊；兼咳者，加干姜八分，五味子五分，同捣如泥，以散水寒而止饮咳；下利者，去白芍，加干姜一钱，以散寒水而培脾阳；呕者，加姜半夏三钱，生姜取汁一小匙冲；小便利者，去茯苓，以小便既利，不当更渗以竭津液也。此皆仲景治阴水症加减之成法，学者须知同一真武汤，一治少阴误汗亡阳，一治少阴寒水洋溢。同而不同有如此，始可以用仲景之经方。

通脉四逆汤

回阳通脉法，通脉四逆汤。俞氏经验方（川附子、川姜、清炙草、鲜葱白）载仲景《伤寒论》。

阳气即生气也，阴霾即死气也。是以阳被阴逼，不走即飞，但其间有结有散，结则尚可破散其阴以通阳，散则宜随阳之所在而返回。故脉沉或伏者，仅阴之结，但用四逆汤；脉微欲绝而面赤者，乃阴盛格阳也，故于四逆汤加葱白。由是推之，葱白之为用大矣。考葱之为物，寸根着土，即便森然①，以其得生阳之气盛，故于死阴中得一线生阳，即可培植而生发。葱白形虽中空，具从阴达阳之性，而内含稠涩，外包紧束，能使阳仍不离于阴。所以病至下利清谷，里寒外热，手足厥逆，脉微欲绝，身反不恶寒，面赤色，一派阴霾

---

① 森然：形容繁密。亦形容阴沉。

用事。只有外热面赤，身不恶寒数症，可以知阳未尽灭。然阴盛于
内，格阳于外，已经昭著，故必重用附、姜，尤赖得生阳气盛之葱
白，培种微阳，庶几春回黍谷矣。此为回复残阳，急通脉道之主方。
咽痛者，加桔梗一钱，宣肺气以止痛；呕者，加生姜汁一小匙冲，
宣逆气以和胃；呃逆者，加公丁香九支，柿蒂三十个，降气逆以止
呃；大腹痛者，加紫猺桂五分，生白芍三钱，温通脾络以止痛；小
腹绞痛者，加盐水炒吴茱萸五分，小茴香四分，温运肝气以止疼；
痛甚者，加蜜炙延胡钱半，明乳香六分，活血通络以止痛；利虽止
而脉微不出者，加吉林大参钱半，提神益气以生脉。

回阳急救汤

回阳生脉法，回阳急救汤。俞氏经验方（黑附块、紫猺桂、别
直参、原麦冬、川姜、姜半夏、湖广术、北五味、炒广皮、清炙草、
真麝香）载陶节庵《伤寒六书》。

少阴病下利脉微，甚则利不止，肢厥无脉，干呕心烦者，经方
用白通加猪胆汁汤主之，然不及此方面面顾到，故俞氏每用之以奏
功。揣其方义，虽仍以四逆汤加桂温补回阳为君，而以《千金》生
脉散为臣者，以参能益气生脉，麦冬能续胃络脉绝，五味子能引阳
归根也；佐以白术、二陈，健脾和胃，上止干呕，下止泻利；妙在
使以些许麝香，斩关直入，助参、附、姜、桂以速奏殊功，浅学者
每畏其散气而不敢用，岂知麝香同冰片及诸香药用，固属散气，同
参、术、附、桂、麦、味等温补收敛药用，但显其助气之功，而无
散气之弊矣。此为回阳固脱、益气生脉之第一良方。

附姜白通汤

回阳通格法，附姜白通汤。俞氏经验方（川附子、干姜、葱白、

猪胆）载喻嘉言《医门法律》。

猝中阴寒，厥逆呕吐，下利色青气冷，肌肤凛栗无汗，脉微欲绝，甚则十指胴纹绉瘪，俗名瘪胴痧证，实则为盛阴没阳之候，故以大剂附、姜回阳为君；臣以葱汁，得生阳之气独盛，以辛通脉道；反佐以一味胆汁者，恐阳药一饮即吐，格拒而不得入也。此为温热回阳、苦辛通格之良方。然必内外兼治，庶几能奏捷效，故嘉言外治两法，一用葱一大握，以带轻束，切去两头，留白二寸许，以一面熨热，安脐上，用熨斗盛炭火，熨葱白上面，取其热气从脐入腹，甚者连熨二三饼；二用艾灸关元、气海，各二三十壮，内外协攻，务在一时之内，令得阴散阳回，身温不冷，脉渐出者，次服附姜归桂汤，以驱营分之寒。若病人畏胆汁太苦者，代以莹白童便亦可。

附姜归桂汤

回阳温营法，附姜归桂汤。俞氏经验方（川附子、川姜、紫猺桂、当归、白蜜）载喻氏《医门法律》。

中寒暴病，用附、姜回阳后，继用此方者，因附、姜专主回阳，而其所中之阴寒，必先伤营，故加归、桂驱营分之寒，庶几药病相当。冲以白蜜者，柔和阳药之刚烈也。此为回阳暖血、温和营分之良方。

附姜归桂参甘汤

回阳兼补血气法，附姜归桂参甘汤。俞氏经验方（淡附片、白归身、老东参、嫩闽姜、川姜、官桂、清炙草、大红枣）载喻氏《医门法律》。

阴寒渐衰，阳气将回，病势已有转机，故君以附、姜轻剂，温和阳气；即臣以归、桂暖血，参、草益气；佐以闽姜，使以大枣，调和营卫也。此为轻剂回阳、双补血气之良方。若阳已回，身温色活，手足不冷，吐利渐除者，本方附、姜、官桂可减其半，加蜜炙绵芪一钱，土炒於术一钱，酒炒白芍钱半，五味子十二粒，温和平补，俾不致有药偏之害。

正阳四逆汤

回阳攻毒法，正阳四逆汤。俞氏经验方（生附子、清炙草、真麝香、川姜、皂荚炭、生姜）载陶氏《伤寒全生集》。

猝中阴毒，吐利腹疼，身如被杖，四肢厥逆，冷过肘膝，昏沉不省，心下硬满，面唇手指皆有黑色，舌卷囊缩，烦躁，冷汗自出，或时呻吟，六脉或沉伏，或沉微欲绝，汤药每多不受，此皆阴寒毒气入深，乃最危最急之证，较中寒证尤笃。故用生附子以毒攻毒为君；臣以干姜回阳，皂荚、麝香速通经隧；佐以炙草和药，使以姜汁和胃，且姜汁、炙草二味更有和解附毒之功，调剂合法。此为回阳急救、直攻阴毒之良方，然必内外兼治，庶可十救一二。外治法，先以通关散（生半夏一钱，细辛五分，川芎五分，青藜芦五分，麝香五厘）搐鼻取嚏，以通清窍；次用麝香三厘，皂荚末三分，肉桂末二分，硫黄二分，共研细末，以葱汁调黏，填入脐中；再以生姜薄片贴于脐上，放大艾火干姜片上，蒸二七壮，灸关元、气海二七壮，必将阴退阳复，手足温暖即止。知人事者生，昏沉不省，过一周时必死，或仍用喻西昌熨脐法，亦能通阳气而利小便。

新加八味地黄汤

补阳镇冲法，俞氏经验方新加八味地黄汤（厚附块、大熟地、山萸肉、紫石英、紫猺桂、怀山药、浙茯苓、泽泻、铁落、镇元黑锡丹）。

肾气虚喘，动则喘甚，腰痛足冷，小便不利，肾水上泛为痰，嗽出如沫而味咸，故以八味地黄温补肾气为君，去丹皮者，恐其辛散肺气也；臣以紫石英温纳冲气；妙在佐以铁落合黑锡丹，重镇冲逆，以纳气定喘，用之得当，奏效如神。此为温补肾阳、镇纳虚喘之良方。气虚自汗者，加蜜炙绵芪皮三钱，五味子三分；小便利者，去苓、泽，防其损津液也。

六、清凉剂

玳瑁郁金汤

清宣包络痰火法，俞氏经验方玳瑁郁金汤（生玳瑁、生山栀、细木通、淡竹沥、广郁金、青连翘、粉丹皮、生姜汁、鲜石菖蒲、紫金片、野菰根、鲜卷心竹叶、灯心）。

邪热内陷包络，郁蒸津液而为痰，迷漫心孔，即堵其神明出入之窍，其人即妄言妄见，疑鬼疑神，神识昏蒙，咯痰不爽，俗名痰蒙。故以介类通灵之玳瑁，幽香通窍之郁金为君，一则泄热解毒之功同于犀角，一则达郁凉心之力灵于黄连；臣以带心翘之辛凉，直达包络以通窍，丹皮之辛窜，善清络热以散火，引以山栀、木通，使上焦之郁火屈曲下行，从下焦小便而泄；佐以姜、沥、石菖蒲汁，辛润流利，善涤络痰；使以紫金片芳香开窍，助全方诸药透灵。妙在野菰根功同芦笋，而凉利之功捷于芦根，配入竹叶、灯心，轻清透络，使内陷包络之邪热及迷漫心孔之痰火一举而肃清之。此为开窍透络、涤痰清火之良方。服一剂或二剂后，如神识狂乱不安，胸闷气急，壮热烦渴，此内陷包络之邪热欲达而不能逮达也，急用三汁宁络饮徐徐灌下令尽，良久渐觉寒战，继即睡熟，汗出津津而神清。若二时许不应，须再作一服，历试辄效。

三汁宁络饮（附方）

开窍透络兼解火毒法，何秀山经验方三汁宁络饮（白颈活地龙四条，水洗净，入砂盆内研如水泥，滤取清汁，更用龙脑、西黄、辰砂各一分研匀，生姜汁半小匙，鲜薄荷汁二小匙，用井水半杯，调三汁及脑、黄、辰砂三味）。

此方芳香开窍，辛润活络，灵验异常。如嫌西黄价昂，用九制胆星八分代之亦验。

犀地清络饮

清宣包络瘀热法，俞氏经验方犀地清络饮（犀角汁、粉丹皮、青连翘、淡竹沥、鲜生地、生赤芍、原桃仁、生姜汁、鲜茅根、鲜石菖蒲）。

热陷包络神昏，非痰迷心窍，即瘀塞心孔，必用轻清灵通之品，始能开窍而透络。故以《千金》犀角地黄汤凉通络瘀为君；臣以带心翘透包络以清心，桃仁行心经以活血；但络瘀者必有黏涎，故又佐姜、沥、菖蒲三汁，辛润以涤痰涎，而石菖蒲更有开心孔之功；妙在使茅根交春透发，善能凉血以清热，灯心质轻味淡，更能清心以降火。此为轻清透络、通瘀泄热之良方。如服后二三时许不应，急于次煎中调入牛黄膏，以奏速效。

犀羚三汁饮

清宣包络痰瘀法，俞氏经验方犀羚三汁饮（犀角尖、带心翘、东白薇、皂角刺、羚角片、广郁金、天竺黄、粉丹皮、淡竹沥、鲜石蒲、生藕汁、鲜茅根、活水芦笋、至宝丹）。

邪陷包络，夹痰瘀互结清窍，症必痉厥并发，终日昏睡不醒，或错语呻吟，或独语如见鬼，目白多现红丝，舌虽纯红，兼罩黏涎，最为危急之重证。故以犀、羚凉血息风，至宝芳香开窍为君；臣以带心翘宣包络之气郁，郁、丹通包络之血郁，白薇专治血厥，竺黄善开痰厥；尤必佐角刺、三汁轻宣辛窜，直达病所以消痰瘀；使以芦笋、茅根、灯心轻清透络，庶几痰活瘀散，而包络复其横通四布之常矣。此为开窍透络、豁痰通瘀之第一良方。但病势危笃至此，亦十中救一而已。

连翘栀豉汤

清宣心包气机法，俞氏经验方连翘栀豉汤（青连翘、淡香豉、生枳壳、苦桔梗、焦山栀、辛夷、广郁金、广橘络、白蔻）。

凡外邪初陷于心胸之间，正心包络之部分也。若一切感症，汗吐下后，轻则虚烦不眠，重即心中懊憹，反复颠倒，心窝苦闷，或心下结痛，卧起不安，舌上苔滑者，皆心包气郁之见证。故以清芬轻宣心包气分主药之连翘及善清虚烦之山栀、豆豉为君；臣以夷仁拌捣郁金，专开心包气郁；佐以轻剂枳、桔，宣畅心包气闷，以达归于肺；使以橘络疏包络之气，蔻末开心包之郁。此为清宣包络、疏畅气机之良方。

五汁一枝煎

清润心包血液法，俞氏经验方五汁一枝煎（鲜生地、鲜茅根、鲜生藕、鲜淡竹沥、鲜生姜、紫苏旁枝）。

心包邪热，开透肃清后，血液必枯，往往血虚生烦，愦愦①无奈，心中不舒，间吐黏涎，呻吟错语。故以鲜地、茅根、藕汁三味

---

① 愦愦：烦乱；纷乱。

清润心包血液，为君；臣以姜、沥二汁，辛润流利，以涤络痰；妙在佐紫苏旁枝，轻清宣络，以复其旁通四布之常。此为清润心包、濡血增液之良方。

增减黄连泻心汤

清泄包络心经实火法，增减黄连泻心汤。俞氏经验方（小川连、青子芩、飞滑石、淡竹沥、小枳实、仙半夏、生苡仁、生姜汁、冬瓜子、丝通草、灯心、鲜石菖蒲叶）从仲景方加减。

肺胃痰火湿热，内壅心经包络，每致神昏谵语，心烦懊侬，唯舌苔黄腻与舌绛神昏，由于心血虚燥者不同。故以连、芩、枳、半苦辛通降以除痰火，为君；臣以滑、苡、瓜、通，凉淡泄湿；佐以姜、沥二汁，辛润涤痰；妙在使以菖蒲、灯心，芳淡利窍，通神明以降心火。此为泻心通络、蠲痰泄湿之良方。

导赤清心汤

清降包络心经虚热法，导赤清心汤。俞氏经验方（鲜生地、辰茯神、细木通、原麦冬、粉丹皮、益元散、淡竹叶、莲子心、辰砂染灯心、莹白童便）从导赤泻心汤加减。

热陷心经，内蒸包络，舌赤神昏，小便短涩赤热，必使其热从小便而泄者，以心与小肠相表里也。但舌赤无苔，又无痰火，其为血虚热盛可知，故以鲜地凉心血以泻心火，丹皮清络血以泄络热，为君；然必使其热有去路，而包络心经之热乃能清降，故又臣以茯神、益元、木通、竹叶，引其热从小便而泄；佐以麦冬、灯心，均用朱染者，一滋胃液以清养心阴，一通小便以直清神识；妙在使以童便、莲心咸苦达下，交济心肾以速降其热。是以小便清通者，包络心经之热悉从下降，神气即清矣。此为清降虚热、导火下行之良方。服后二三时许，神识仍昏者，调入西黄一分，以清神气，尤良。

清肝达郁汤

清疏肝郁法，清肝达郁汤。俞氏经验方（焦山栀、生白芍、归须、川柴胡、粉丹皮、清炙草、广橘白、苏薄荷、滁菊花、鲜青橘叶）从加味逍遥散加减。

肝喜畅遂条达，达则无病，俗所谓肝气病者，皆先由肝郁不伸也。郁于胸胁则胸满胁痛，郁于肠间则腹满而痛，甚则欲泄不得泄，即泄亦不畅，故以丹溪逍遥散法疏肝达郁为君；然气都者多从热化，丹溪所谓"气有余便是火"也，故又以栀、丹、滁菊清泄肝火为臣；佐以青橘叶清芬疏气，以助柴、薄之达郁。此为清肝泄火、疏郁宣气之良方。暴怒气盛者，加制香附三钱，醋炒青皮八分，暂为平气以伐肝，肠鸣飧泄①者，加乌梅炭三分，白僵蚕钱半，升达肠气以泄肝；疝气肿痛者，加小茴香二分，炒橘核三钱，炒香荔枝核钱半，疏泄肝气以止痛；因于湿热食滞，腹中痛甚者，加《局方》越鞠丸三钱，疏畅六郁以定疼。

增减旋覆代赭汤

清降肝逆法，增减旋覆代赭汤。俞氏经验方（旋覆花、吴茱萸、小川连、制香附、代赭石、仙半夏、新会皮、沉香、鲜刮淡竹茹、鲜枇杷叶）从仲景方加减。

肝性刚而善怒，轻则嗳气胸痞，重则呃逆胃胀，皆有肝气横逆也。故方中以旋覆花、代赭石重降气逆为君；臣以吴茱萸、川连、

---

① 飧泄：中医病症名词，指食物不消化并且拉肚子。《素问·阴阳应象大论》所云："清气在下，则生飧泄"也是脾气下陷所产生的病证。

橘皮、半夏苦辛通降，以清肝和胃，沉香、香附辛香流气，以疏肝平逆；妙在佐以竹茹，肝气中结者使之旁达；使以枇杷叶，肝气上逆者使之清降。此为清肝降逆、佐金制木之良方。然唯初病在气，气盛而血尚不亏，脉弦苔腻者始为相宜。呃逆甚者，加公丁香九支，柿蒂三十个，辛通苦涩以止呃；痞胀甚者，加真川朴钱半，槟榔汁两匙冲，辛开重降以宽胀；因于食滞者，加莱菔子钱半拌炒春砂仁八分，消食和气以导滞；因于便秘者，加苏子钱半拌捣郁李净仁四钱，辛滑流气以通便。

连茹绛覆汤

清通肝络法，连茹绛覆汤。俞氏经验方（小川连、真新绛、玫瑰瓣、丝瓜络、淡竹茹、旋覆花、青葱管、广郁金汁）从仲景方加味。

肝病初虽在气，久必入络，症多筋脉拘挛，胸胁串疼，脉弦而涩者，皆由肝络血郁不舒也。络郁则化火而横窜，故以连、茹、绛、覆清通肝络为君；臣以玫瓣拌炒瓜络，辛香酸泄以活络；佐以郁金活血疏郁；使以葱管宣气通络。此为清通肝络、行血止疼之良方。火盛痛甚者，加蜜炙延胡钱半，醋炒川楝子钱半，酸苦泄肝，以清火而止疼；瘀结痛剧者，加光桃仁二十粒，杜红花八分，紫金片三分（开水烊冲）；肠燥便秘者，加元明粉三钱，净白蜜一两，煎汤代水，甘咸润燥以通便；血枯液结者，加鲜生地六钱，归身二钱，原麦冬三钱，南沙参三钱，甘润增液以滋血。

龙胆泻肝汤

凉泻肝火法，龙胆泻肝汤。俞氏经验方（龙胆草、生山栀、鲜生地、川柴胡、青子芩、细木通、生甘梢、归须、车前子、泽泻）

载《和剂局方》。

肝为风木之脏，内寄胆府相火，凡肝气有余，发生胆火者，症多口苦胁痛，耳聋耳肿，阴湿阴痒，溺血赤淋，甚则筋痿阴痛，故以胆、通、栀、芩纯苦泻肝为君；然火旺者阴必虚，故又臣以鲜地、生甘，甘凉润燥，救肝阴以缓肝急；妙在佐以柴胡轻清疏气，归须辛润舒络；使以泽泻、车前咸润达下，引肝胆实火从小便而去。此为凉肝泻火、导赤救阴之良方。然唯肝胆实火炽盛，阴液未涸，脉弦数，舌紫赤，苔黄腻者，始为恰合。

羚角钩藤汤

凉息肝风法，俞氏经验方羚角钩藤汤（羚角片、霜桑叶、京川贝、鲜生地、双钩藤、滁菊花、茯神木、生白芍、生甘草、淡竹茹鲜刮、羚角）。

肝藏血而主筋，凡肝风上翔，症必头晕胀痛，耳鸣心悸，手足躁扰，甚则瘈疭，狂乱痉厥，与夫孕妇子痫，产后惊风，病皆危险。故以羚、藤、桑、菊息风定痉为君；臣以川贝善治风痉，茯神木专平肝风；但火旺生风，风助火势，最易劫伤血液，尤必佐以芍、甘、鲜地酸甘化阴，滋血液以缓肝急；使以竹茹，不过以竹之脉络通人之脉络耳。此为凉肝息风、增液舒筋之良方。然唯便通者，但用甘咸静镇，酸泄清通，始能奏效；若便闭者，必须犀连承气，急泻肝火以息风，庶可救危于俄顷。

连梅安蛔汤

清肝安蛔法，俞氏经验方连梅安蛔汤（胡连、炒川椒、白雷丸、乌梅肉、生川柏、尖槟榔）。

肝火入胃，胃热如沸，饥不欲食，食则吐蛔，甚则蛔动不安，脘痛烦躁，昏乱欲死者，此为蛔厥。故以连、柏、椒、梅之苦辛酸法泻肝救胃，为君；佐以雷丸、槟榔专治蛔厥，使蛔静伏而不敢蠕动，或竟使蛔从大便泻出。此为清肝安蛔、止痛定厥之良方。

芩连二陈汤

清肝和胃法，俞氏经验方芩连二陈汤（青子芩、仙半夏、淡竹茹、赤茯苓、小川连、新会皮、小枳实、碧玉散、生姜汁、淡竹沥）。

肝阳犯胃，症多火动痰升，或吐黏涎，或呕酸汁，或吐苦水，或饥不欲食，食即胃满不舒，甚则胀痛，或嘈杂心烦。故以芩、连、橘、半苦降辛通，调和肝胃，为君；臣以竹茹、枳实，通络降气；佐以赤苓、碧玉，使胃中积聚之浊饮从小便而泄；使以姜、沥二汁，辛润涤痰，以复其条畅之性。此为清肝和胃、蠲痰泄饮之良方。

加味白头翁汤

清肝坚肠法，俞氏经验方加味白头翁汤（白头翁、生川柏、青子芩、鲜贯仲、小川连、北秦皮、生白芍、鲜茉莉花）。

厥阴热痢，赤痢居多，虽属小肠，而内关肝脏，故以仲景白头翁汤疏肝达郁，纯苦坚肠为君；臣以芩、芍酸苦泄肝；佐以鲜贯仲洗涤肠中垢腻，使从大便而泄，乃"痢者利也"之意；使以茉莉清芬疏气，助白头翁轻清升达之力。此为清肝坚肠、泄热止痢之良方。

香连治中汤

清肝健脾法，俞氏经验方香连治中汤（广木香、潞党参、米炒黑炮姜、炒广皮、小川连、生冬术、清炙草、小青皮）。

《内经》谓肝与大肠通。凡大便飧泄，肠鸣腹痛，欲泄而不得畅泄，即泄亦里急气坠，脉左弦右弱者，虽多由肝气下遭而致，然脾阳每因泄而衰，故以香、连调气厚肠为君，即臣以参、术、姜、甘温运脾阳，佐以广皮调气和中，使以青皮泄肝宽肠。此为清肝健脾、和中止泻之良方。

龟柏地黄汤

清肝益肾法，俞氏经验方龟柏地黄汤（生龟板、生白芍、砂仁、大熟地、生川柏、粉丹皮、萸肉、怀山药、辰伏神、青盐陈皮）。

肝阳有余者，必须介类以潜之，酸苦以泄之，故以龟板、醋柏介潜酸泄为君；阳盛者阴必亏，肝阴不足者，必得肾水以滋之、辛凉以疏之，故臣以熟地、萸肉酸甘化阴，丹、芍辛润疏肝，一则滋其络血之枯，则阳亢者渐伏，一则遂其条畅之性，则络郁者亦舒；但肝强者脾必弱，肾亏者心多虚，故又佐以山药培补脾阴，茯神交心肾；使以青盐陈皮咸降辛润，疏畅胃气以运药。此为清肝益肾、潜阳育阴之良方。此唯胃气尚强，能运药力者，始为相宜；若胃气已弱者，必先养胃健中，复其胃气为首要，此方亦勿轻投。

桑丹泻白汤

清肝保肺法，俞氏经验方桑丹泻白汤（霜桑叶、生桑皮、淡竹茹、清炙草、粉丹皮、地骨皮、川贝母、生粳米、金橘饼、大蜜枣）。

肝火烁肺，咳则胁痛，不能转侧，甚则咳血，或痰中夹有血丝血珠，最易酿成肺痨，名曰"木扣金鸣"[①]。故以桑、丹辛凉泄肝为

---

① 木扣金鸣：当肝木过旺，反克肺金，肺金受伤则咳（鸣），同时，肝木太旺也会乘脾土，导致脾土受伤；或肝火灼肺，咳则胁痛，不能转侧，甚则咳血，或痰中带血丝，血珠，名曰木扣金鸣。

君；臣以桑皮、地骨泻肺中之伏火，竹茹、川贝涤肺中之黏痰；佐以炙草、粳米温润甘淡，缓肝急以和胃气；使以橘、枣微辛甘润，畅肺气以养肺液。此为清肝保肺、蠲痰调中之良方。然唯火郁生热，液郁为痰，因而治节不行，上壅为咳喘肿满者，始为相宜。若由风寒而致者切忌，误服多成痨嗽。

新加玉女煎

清肝镇冲法，新加玉女煎。俞氏经验方（生石膏、紫石英、怀牛膝、大熟地、灵磁石、东白薇、石决明、原麦冬、知母、秋石、青盐陈皮）从景岳方加味。

冲为血室，上属阳明胃府，下隶厥阴肝脏，平人则胃府化汁变血，从肝络下输冲脉；若肝夹胆火化风上翔，则冲气上而冲心，心中痛热，甚则为气咳、为呃逆、为晕厥，故名冲咳、冲呃、冲厥，多是冲阳从中直上，成此亢逆之各证。故以三石、白薇镇逆纳冲为君；臣以牛膝、决明降逆气而潜肝阳，麦冬、熟地养胃液以滋肾阴，佐以秋石水炒知母咸苦达下；使以青盐陈皮辛润疏中。此为清肝镇冲、育阴潜阳之良方。

滋任益阴煎

清肝滋任法，滋任益阴煎。俞氏经验方（炙龟板、春砂仁、大熟地、猪脊髓、生川柏、白知母、炙甘草、白果）从补阴丸封髓丹配合。

任隶于肾，主精室，亦主胞胎，凡肝阳下逼任脉，男子遗精，妇女带多，以及胎漏小产等症，虽多属任阴不固，实由于冲阳不潜，故以龟板滋潜肝阳，熟地滋养任阴为君；臣以知、柏，直清肝肾，治冲任之源以封髓；佐以脊髓、炙草填髓和中；使以白果敛精止带。

此为清肝滋任、封固精髓之良方。

新加白虎汤

清肝胃辛凉心肺法,新加白虎汤。俞氏经验(苏薄荷、生石膏、鲜荷叶、陈仓米、白知母、益元散、鲜竹叶、嫩桑枝、活水芦笋、石膏)从仲景方加减。

胃为十二经之海,邪热传入胃经,外而肌腠,内而肝胆,上则心肺,下则小肠、膀胱,无不受其蒸灼,是以热汗烦渴,皮肤隐隐见疹,溺短赤热,甚则咳血昏狂,但尚为散漫之浮热,未曾结实。邪既离表,不可再汗;邪未入腑,不可早下。故以白虎汤法辛凉泄热,甘寒救液为君,外清肌腠,内清腑脏;臣以芦笋化燥金之气,透疹瘔而外泄,益元通燥金之郁,利小便而下泄;佐以竹叶、桑枝通气泄热,使以荷叶、陈米清热和胃;妙在石膏配薄荷拌研,既有分解热郁之功,又无凉遏冰伏之弊,较长沙原方尤为灵活。此为辛凉甘寒、清解表里三焦之良方。如疹瘔不得速透者,加蝉衣九只,皂角刺四分;有斑者,加鲜西河柳叶三钱,大青叶四钱;昏狂甚重者,加《局方》紫雪五分,药汤调服;口燥渴甚者,加花粉三钱,雪梨汁一杯冲,西瓜汁尤良;有痰甚黏者,加淡竹沥一盅,生姜汁一滴,和匀同冲;血溢者,加鲜刮淡竹茹八钱,鲜茅根八钱去皮,清童便一杯冲。

话伤寒诊法

一、察新久

俞氏诊法，简而得要，固足为后学典型；喻西昌议病式，繁而得当，亦足为后学模范。试述其式，某年、某月、某地、某人、年纪若干，形之肥瘦长短若何，色之黑白枯润若何，声之清浊长短若何，人之形志苦乐若何，病始何日，初服何药，次后再服何药，某药稍效，某药不效，现在昼夜孰重，寒热孰多，饮食喜恶多寡，二便滑涩有无，脉之三部九候何候独异，二十四脉中何脉独见，何脉兼见，其症或内伤、或外感、或兼内外、或不内外，依经断为何病，其标本先后何在，汗吐下和、寒温补泻何施，其药宜用七方中何方，十剂中何剂，五气中何气，五味中何味，以何汤名为加减和合，其效验定于何时，一一详明，务令纤毫不爽，起众信从，允为医门矜式①，不必演文可也。其自释义云：某年者，年上之干支，治病先明运气也；某月者，治病先明四时也；某地者，辨高卑燥湿，五方异宜也；某龄、某形、某声、某气者，用之合脉以图万全也；形志苦乐者，验七情劳逸也；始于何日者，察久近传变也；历问病症药物验否者，以之斟酌己见也；昼夜寒热者，辨气分血分也；饮食二便

———————————

① 矜式：示范。

者，察肠胃乖和也；三部九候，何候独异者，推十二经脉受病之所也；二十四脉见何脉者，审阴阳表里无差忒①也；依经断为何病者，名正则言顺，事成如律度也；标本先后何在者，识轻重次第也；汗吐下和、寒温补泻何施者，求一定不瘥之法也；七方，大、小、缓、急、奇、偶、复，乃药之制，不敢滥也；十剂，宣、通、补、泻、轻、重、滑、涩、燥、湿，乃药之宜，不敢泛也；五气中何气、五味中何味者，用药最上之法，寒热温凉平，合之酸辛甘苦咸也；引汤名为加减者，循古不自由也；刻效于何时者，逐款辨之不差，以病之新久定瘥期也。若是则医案之在人者，工拙自定，积之数十年，治千万人而不爽也。

二、诊法

十二经动脉，上部动脉在头，中部动脉在手，下部动脉在足，是为三部。一部三候，上部天，两额之动脉，足少阳之颔厌也；上部地，两颊之动脉，足阳明之地仓、大迎也；上部人，耳前之动脉，手少阳之和髎也。中部天，手太阴之太渊、经渠也；中部地，手阳明之合谷也；中部人，手少阴之神门也。下部天，足厥阴之五里也；下部地，足太阴之太溪也；下部人，足太阴之箕门也。下部之天以候肝，地以候肾，人以候脾胃之气；中部天以候肺，地以候胸中之气，人以候心；上部天以候头角之气，地以候口齿之气，人以候耳目之气。下部天，女子则取太冲；下部人，胃气则候于阳明之冲阳，仲景谓之跌阳。此为《内经》"三部九候"之诊法。迨战国时秦越人出，著《八十一难经》，曰脉有三部九候，三部者，寸关尺也；九候

---

① 差忒：差错，误差。

者，浮中沉也。从此脉皆诊于两手，以图简便。俞氏虽亦从《难经》诊法而和盘托出，洵诊法之要诀也。

喻西昌释仲景平脉首条曰：条中明说三部，即后面趺阳、少阴，俱指关、尺而言，然何以只言趺阳、少阴，盖两寸主乎上焦，营卫之所司，不能偏于轻重，故言寸口；两关主乎中焦，脾胃之所司，宜重在右，故言趺阳；两尺主乎下焦，肾之所司，宜重在左，故言少阴，与俞氏所见皆同。

三、脉象

（宋南康名医崔希范著《四言脉诀》，《东垣十书》用以冠首，《金鉴四诊》采集成编，精密简明，易诵易记）此总括《内》《难》二经脉理诊法之精义，句句名言，字字金玉，学者当熟读之。

阳病见阴脉者，如伤寒邪已传里，温病热结在里，不大便，潮热谵语，脉沉细者死。甚则不识人，独语如见鬼状，循衣摸床，微喘直视，脉涩者，死之类。但阴脉虽喜见阳，若忽然暴见，乃阳不附阴，孤阳飞越，又是脱象。如少阴下利，厥逆无脉，服汤脉暴出者死，微续者生之类。

凡脉沉、虚、微、细，涩、短、结、芤，皆为无力而气来虚弱者，其症多虚；浮、洪、弦、牢，长、紧、疾、促，皆有力而气来实强者，其症多实。然沉、虚、微、细等脉，故多虚症，而气滞血瘀者，往往多沉细如丝等脉；凝寒痼冷者，往往多沉极似伏之脉，则又当舍脉从症也。

初持脉来疾去迟，言自尺内至于寸口，为心肺盛而肝肾虚，出疾入迟，言自筋骨出于皮肤，以脉盛于表，故曰内虚外实；初持脉来迟去疾，言自寸口下于尺内，为心肺虚而肝肾旺，此出迟入疾，言自皮肤入于筋骨，以脉盛于内，故曰内实外虚。

脉来头小本大者，言脉初来虽小，取之则渐渐大，故为病在表；脉来微去大者，言浮取则微，沉取则大，故谓病在里。上微头小者，言浮取虽微，而前小后大，故为表气通泄而自汗；下微本大者，言沉取之微，而按久益大，为里邪郁闭而关格不通，故不得尿。此症头无汗者可治，有汗则死者，盖同是邪闭膀胱，一则阳气未脱，一则阳气已脱也。

浮沉以手之轻重得之，迟数以息之至数辨之，皆为显而易见，故张长沙取以为纲，以测病之在表、在里、在腑、在脏。仲景云：热极伤络，故诸阳入络乘腑，脉多浮数，甚则弦细搏数；极寒伤经，故诸阴中经连脏，脉多迟涩，甚则沉微欲绝。

六脉中有一脉独乖者，即当于独乖之一脉求之，景岳所谓"操独见"①也。若素小、素大，六阴、六阳，此为素禀先之经脉，非病脉也。故《内经》谓：必先知经脉，然后知病脉。

（凡脉浮滑而疾，其色不夺，及脉小而色不夺者新病；脉小弱以涩，五色俱夺，及脉不夺而其色夺者久病）此即善诊者察色按脉而知部分之法。前哲盛启东②，又以新病之死生系乎右手之关脉，久病之死生主乎左手之关尺，更谓：诊得浮脉，要尺内有力，发表无虞；诊得沉脉，要右关有力，攻下无虞。一主先天肾水，一主后天胃气，尤为断病新久死生，发表攻里之要诀。

（凡脉乍疏、乍数，乍迟、乍疾者，日乘四季死）此即三五不调之脉也，皆由脏器错乱，其病却有二因：一因新病猝中。如酷暑骤中心肺，陡然昏厥如尸，初则脉厥而伏，继则脉暴见而三五不调，

---

① 独见：独到的发现，独特的见解。谓能见人所不能见者。

② 盛启东：（1374—1441），名寅，以字行，江苏吴江人。明代御医。

即《内经》所云"脉盛躁喘数者为阳，主夏，故以日中死"是也。又如严寒直中脾肾，陡然吐泻腹痛，剧则肢厥无脉，服汤脉暴出而三伍不调，即《内经》所谓"脉沉细悬绝者为阴，主冬，故以夜半死"是也。他如病风者以日夕死，病寒热者以平旦死，均载在《内经》。此新病日乘四季而死，主一日中之四季也。一因久病内伤。无论伤心肺、伤脾胃、伤肝肾，脉至三伍不调，皆可察色以决死期。脾病色黄青不泽，脉代如乌之啄，主春死；肺病色白赤不泽，脉数如风吹毛，主夏死；肾病色黑不泽，脉乱如夺索然，主长夏死；肝病色青白不泽，脉动如循刀刃，主秋死；心病色赤黑不泽，脉曲如操带钩，主冬死。此久病日乘四季而死，主一年中之四季也。

外而不内，上而不下者，皆是阳气有余，故身有热而头项痛；内而不外，下而不上者，皆是阴气有余，故心腹积而腰足冷。此皆《内经》诊法之要诀。

（凡脉卫气盛，名曰高；营气盛，名曰章；高章①相搏，名曰纲。胃气弱，名曰惵；营气弱，名曰卑；惵卑②相搏，名曰损）高者，自尺内上溢于寸口，指下涌涌，既浮且大，按之不衰；章者，自筋骨外显于皮肤，应指逼逼，既动且滑，按之益坚；纲者，高章兼赅之象，脉来数盛，病则邪正交攻。惵者，举指瞥瞥③，脉虽微而似数，似心中怵惕之状；卑者，按之隐隐，脉沉涩而似状，似姜妇鄙陋之情；损者，惵卑交参之谓，脉来微细，病则阴阳并亏。此皆形容营

---

① 高章：《仲景伤寒补亡论》（宋·郭雍，公元 1181 年）卷三仲景平脉法四十五条说：寸口卫气盛，名曰高，高者暴狂而肥；营气盛，名曰章，章者暴泽而光。高章相搏，名曰纲，纲者身筋急脉弦直故也。

② 惵卑：惵 dié，盈余。卑，低下。卫气弱，名曰惵。荣气弱，名曰卑。惵卑相搏名曰损。

③ 瞥瞥：piē piē，形容光或声迅速消失。

卫盛衰之要义。

有是病必有是脉，乃病症之常也。然有昨日浮，今日变沉；晨间脉缓，夕间脉数；午前脉细，午后脉洪；先时脉紧，后时脉伏；或小病而见危脉，或大病而见平脉；或全无病，而今脉异于昔脉。变态不常，难以拘执。但既有变态，定有变故，唯在善用心者，详问其故，核对于先后所诊之脉症，则其脉变之由及新夹之症皆洞明矣。故诊脉须临证既多且久，胸有成竹，机圆法活，诊时自有把握。细参望、闻、问三者，庶免颟顸①错误之弊。若但凭脉断症，据脉立方，鲜不误人。

四、察舌色

张氏景岳曰：凡诊伤寒，以苔色辨表里寒热，确有可据。若以舌色辨虚实，不能无误。例如黑苔，实固能黑，以火盛而焦也；虚亦能黑，以水亏而枯也。竟有阴虚伤寒，其症似阳，舌黑如炭，芒刺干裂者，用甘温壮水药，诸症渐退，但舌黑不减，后数日，忽舌上脱一黑壳，内则新肉灿然②，始知其肤腠焦枯，死而复活云云。观此，则舌黑起芒刺未必皆实，尤必于其舌本之老嫩、脉症之虚实，详辨以参定之。

---

① 颟顸：糊涂而马虎。

② 灿然：明白，显豁。

话伤寒本证

一、小伤寒

[小伤寒①，一名冒寒，通称四时感冒。如冒风寒之类，皆属此病。……治，《内经》云：善治者，治皮毛。又曰：因其轻而扬之，宜以辛散轻扬法，疏达皮毛，葱白香豉汤主之。鲜葱白五枚（切碎），淡豆豉三钱，鲜生姜一钱（去皮），上药用水碗半，煎成一碗，去渣热服，覆被而卧，俄顷即微微汗出而解。忌酸冷油腻数日，自无传变]此例创自元丹溪翁，继起者明王氏肯堂②，今则唯俞君根初

---

① 小伤寒：病名，一名冒寒，属四时感冒类病证。又名冒寒。多因四时偶感寒气，或因贪凉冒风，出现肌肤紧缩、皮毛粟起、头痛怕风、鼻塞声重、频打喷嚏、清涕时流、身不发热、舌如平人，苔或白薄而润，脉右浮，左弦而缓。浮则为风，浮、弦则为受风中之凉。俞根初认为，此即偶尔冒寒之小疾，邪但袭皮毛，不入经络，病多无传变，俗称小伤寒是也。此疾四时皆有，绍地颇多。《内经》说：因其轻而扬之。小伤寒宜以辛散轻扬、疏达皮毛法治之，葱白香豉汤（《备急千金要方》）主之。即鲜葱白五枚（切碎），淡豆豉三钱，鲜生姜一钱（去皮）。煎汤，去渣热服，覆被而卧，致微微汗出而解，忌酸冷油腻。然而，小伤寒并非绝对不发生传变，何廉臣先生曾在《全国名医验案类编》中提出："冒风，即鼻伤风也。病人每视为微疾，多不服药，不避风寒，不慎饮食，必至咳逆痰多，胸闷胃钝，或身发热，而成肺病。"因此，患小伤寒病者应提高警惕，注意防患于未然，做到早期诊断，早期治疗，以防止疾病进一步发展、传变。

② 王肯堂：(1549—1613)，金坛（今江苏金坛）人，字宇泰，亦字损仲，别号损庵，又称念西居士。

矣。宜古宜今，简要不繁，后学当奉为圭臬①。按语以文言道俗，罗罗清疏；方则出自《外台秘要》，最切时用。

二、大伤寒

（大伤寒②，一名正伤寒，张仲景先师但名曰伤寒，……以上太阴、少阴、厥阴各脏变证，皆伤寒邪从水火合化之传变也。就予所验，凡太阳伤寒，其邪有但传少阳阳明而止者，有不传少阳阳明，越传三阴者，各随其人之体质阴阳、脏腑寒热。从火化者为热证，从水化者为寒证，从水火合化者则为寒热错杂之证。医者能审其阴阳盛衰、寒热虚实，为之温凉补泻于其间，对证发药，随机应变，心灵手敏，庶可以治伤寒变证矣。若拘守朱南阳"传经为热，直中为寒"，则执一不通，活人者适以杀人，良可慨焉）此节论伤寒传变证，抉择原论之精华，补助仲景之缺略，发明火化、水化、水火合化三端，独出心裁，非经验宏富者不能道，学者当奉为准绳。

---

① 圭臬：guī niè，指圭表，比喻标准、准则和法度，可以据此作出决定或判断的根据。

② 大伤寒：一名正伤寒、伤寒。立冬后感受严寒为重，或春夏秋感受暴寒为轻，病者多为脱穿衣服、露体用力而着寒，或汗出当风而着寒，或睡卧傍风而着寒。《伤寒序例》说：伤寒多从风寒得之。病者见身热头痛，恶寒怕风，项强腰痛，骨节烦疼，无汗而喘，胸闷恶心，舌多无苔而润，或白滑而薄，甚或舌苔淡白，脉左浮紧有力，右多浮滑。浮则为风，紧则为寒，有力而滑，则为表寒之实象。此太阳经表证标病也。大伤寒证当遵《内经》"寒者温之"，"体若燔炭，汗出而散"之训，治宜辛温发表法。俞根初以苏羌达表汤为主方，妇人治以香苏葱豉汤理气发汗，小儿治以葱豉荷米煎和中发汗。俞氏认为大伤寒证传变颇多，但不越火化、水化、水火合化三端。

三、两感伤寒

两感伤寒①，夏月最多，后贤皆名曰中寒，世俗又谓之吊脚痧②，多死于挑痧及香散痧药，目击心伤。俞君参用丹溪、南阳两家治法，确是对症良方，然则两感证亦有可治之道，不可遽③必其死也。

四、伏气伤寒

（伏气伤寒，古人名肾伤寒）肾伤寒一证，予见时医误汗误清，治无不死，许叔微④所谓"伤寒偏死下虚人"是也。俞氏断其证有阳虚伏阴、阴中伏阳两路，分际极清，治法亦食古而化，足补长沙之未备，真诱导后学之益智粽⑤也。

五、阴证伤寒

（阴证伤寒《内经》名中寒，即直中阴经真寒证）直中太阴，手足微冷，呕吐不渴，自利腹满，脉来沉缓；少阴则手足厥冷，脉必

---

① 两感伤寒：是指阴阳两经表里同病，又称"伤寒两感"。如既有太阳经表证的发热、头痛，同时又有少阴经里证的神倦、肢冷、脉微。

② 吊脚痧：病证名。即霍乱症状剧烈而有转筋者。《霍乱燃犀说》卷上曰"霍乱有称为吊脚痧者，即霍乱之剧而转筋者，原非另有一证也。"

③ 遽：jù，惊惧、慌张之意。

④ 许叔微：（1079—1154），字知可，宋代真州（今江苏仪征县白沙）人。著《普济本事方》。

⑤ 益智粽：益智拌米做成的粽子。益智，亦作益知，增益智慧也。

沉微；厥阴则肢冷脉细，甚则脉绝，青唇舌卷，筋吊囊缩。然皆面色青黯，即有虚阳上泛，面虽赤色，亦不红活光彩，必多娇嫩带白；舌色或青或紫，或白苔满布而滑；手足自冷，爪甲或青或紫，血色自不红活；皮肤决无大热，甚则冰冷透手。此皆阴证之的据也。治法虽以附、姜破阴回阳为必要，而附子究为大毒之品，急救虽不得不用，过服则每有留毒，往往见面红目赤，躁扰烦渴不已。若解药稍迟，血从耳目口鼻出者必死，解药急用犀角五黄汤。犀角一钱，川连三钱，芩、柏、山栀各二钱，鲜生地、麦冬各三钱，生甘草二钱，先用生绿豆一两、水三碗煎至绿豆皮开，取清汤代水煎药，约至八分两碗，冲生莱菔汁半盏，时时冷饮，以解附毒最良。

话伤寒兼证

一、伤寒兼风

（伤寒兼风，俗称冷伤风，仲景《伤寒论》名曰中风）冷伤风一证，《内经》首先发明，谓风从外入，令人振寒，汗出头痛，身重恶寒，治在风府。其次张氏《伤寒论》，一则谓太阳病，发热汗出，恶风脉缓者，名为中风；一则谓太阳中风，脉阳浮而阴弱，阳浮者热自发，阴弱者汗自出，啬啬①恶寒，淅淅恶风，翕翕②发热，鼻鸣干呕者，桂枝汤主之。此皆后世所称之风寒病也。后贤谓有冒、伤、中之不同，冒风为轻，伤寒为重，中风为最重。故又泥于越人长沙之谓"风为中，与虚风猝倒为中风"，二病之名目相混，岂知古人伤与中字义无殊，如云"风伤卫，寒伤营"是矣。若以恶风自汗与恶寒无汗两症辨伤风与伤寒之异，尚未可依为的据。唯一则但有头痛鼻涕，而周身不痛，一则头身俱痛，腰与骨节亦疼，一则脉浮缓，一则脉浮紧，症与脉显然各别。至于汗之有无，正伤寒证固无汗，重伤风证亦有无汗者，故桂枝汤本是风寒发汗之剂，不过较麻黄汤为和缓耳，或谓其无汗能发，有汗能止者，骑墙③语最足误人。

---

① 啬啬：涩滞不通。
② 翕翕：失意不满的样子。
③ 骑墙：比喻立场不明确。

二、伤寒兼湿

（伤寒兼湿，一名寒湿，《内经》分寒气胜者为寒痹，湿气胜者为湿痹）伤寒兼湿热者甚多，湿热酿痰者亦甚多。故丹溪翁大阐痰湿法门，谓十人九湿，湿生痰，痰生热。然其所论多外生之湿，少及本身之湿热。仲景书论寒湿、风湿者多，论湿热唯黄疸及痞证而已，如茵陈、栀子等方与小陷胸泻心诸法，皆为湿热发黄、湿热成痞而设。盖伤寒误遏，使内湿上甚为热，热郁发黄，轻则茵陈蒿汤、茵陈五苓散等；重则栀子大黄汤、大黄硝石汤等。或利或下，皆以祛内郁之湿热也。伤寒误下，则变痞满，亦有不经攻下而胸痞者，由其人素多痰湿热，一经外邪触动，即逆上而痞满，故仲景特立小陷胸诸泻心法，正以祛逆上之痰湿热一也。罗谦甫[1]云：泻心汤诸方，取治湿热最当，以其辛开苦降也。余谓参、草、枣究宜慎用。干姜宜易枳实、橘皮，庶免反助湿热为患之流弊。或佐利溺，如滑石、通草、二苓之类；或佐通便，如清宁丸、枳实导滞丸之类。此在临证者权宜耳。

三、伤寒兼痧

（伤寒兼痧，俗称冷痧，势急者又名急痧，势缓者则名慢痧）自古医书从无痧证之名，始见于赵宋三世医张季明《医说》，引叶氏

---

[1] 罗谦甫：罗天益，字谦甫，元代真定城（今河北正定市）人，师从李杲，学医十多年，尽得其传。《卫生宝鉴·胡广序》云："谦甫，东垣李明之之门人。东垣在当时有国医之目，已达窍奥。谦甫盖升其堂而入其室者，发言造诣，酷类其师，有裨于前人之未备。"

《录验方》辨痧一则，谓"痧病江南旧无，今东西皆有之。其证初发寒栗似伤寒，状似疟，头疼壮热，手足厥冷，初以饮艾汤试吐，即是其证。急以五月蚕蜕纸一片，剪碎按碗中，以碟盖密，以沸汤泡半碗许，仍以纸封碟缝，勿令透气，良久，乘热饮之。就卧，以厚衣被盖之，令汗透便愈"云云。此即后世所谓"冷痧之滥觞"也。继起者，前明张景岳著《刮痧新案》，其说简略。唯国初郭、张、王三家，各有发明。郭右陶①著《痧胀玉衡》，其说甚辩，大旨谓书虽不载痧名，而所云青筋白虎、中恶、干霍乱等名，实皆痧证之见于诸书也。至俗称绞肠痧，由来已久。其病种种不一，或为暗痧，或为闷痧，或为痧晕，或为痧痛，或为痧胀，或为痧块，或现痧筋，或现痧斑，总由于气郁血凝，湿滞食积。其总因则以地方不洁，冷热不调，饮食不节，情志不畅者居多。看法：先辨表里，次辨冷热。其治法：痧在肌肤，当刮即刮；痧在血肉，当放即放；痧在胃肠经络，当药即药；若痧气横行，表里充斥，当三法兼用。刮痧用油、盐搽在瓷碗盖中，先刮胸前脘腹，次刮后背脊骨，又次刮手足两弯，使痧毒不致内攻。放痧要看痧筋，痧筋色青者，血毒初郁，证尚轻而易放；色紫红者，血毒已盛，证已重而难放；色黯黑者，证极重而放亦不出，或现于数处，或现于一处，必须用银针刺之，去其毒血。一放头顶百会穴，一放两太阳穴，一放印堂，一放舌下两旁，一放喉外两旁，一放双乳两旁，均须浅刺；一放两手足十指头，一放两臂腿弯，均须深刺。放尽，然后审因用药。痧因气郁者，藿香汤（杜藿香、制香附、小青皮各钱半，生枳壳、苏薄荷、青连翘各一钱，略煎数沸，稍冷服）理气避秽；痧因血结者，必胜汤（光桃仁、炒山楂、生川军、五灵脂、小青皮、赤芍各一钱，制香附钱半

---

① 郭右陶：清代医家，著《痧胀玉衡》等。

川贝二钱，杜红花四分，煎十余沸，微温服）破血散结；痧因食结者，宣化饮（新会皮、大腹皮、炒麦芽、前胡各钱半，炒萝卜子三钱，小青皮一钱，先用小山楂一两煎汤代水，煎成去渣，稍温服）消食和气；痧因窍闭者，牛黄八宝丹（西黄、琥珀、辰砂、梅冰、雄精各一钱，羚角片、明乳香各三钱，犀角片钱半，各为细末，先用蜜银花、紫花地丁各二两，川贝、川连各三钱，煎胶，打糊为二丸，鲜石菖蒲叶一钱，灯心三小帚，鲜卷心竹叶三十六枝，煎汤调下）开窍透毒；痧因斑隐者，活络透毒饮（荆芥穗、小青皮、净蝉衣各一钱，青连翘、蜜银花各钱半，炒牛蒡、紫花地丁各二钱，杜红花五分，先用活水芦笋一两，大青叶四钱，煎汤代水）解毒透斑；痧因痰壅者，清气化痰饮（光杏仁、川贝各二钱，广橘红、生枳壳、小青皮各一钱，莱菔子二钱，天竺黄三钱，白蔻末五分冲，煎成微冷服）理气消痰。至于伤寒兼痧，必先治痧，痧退后，乃治伤寒。痧类伤寒，轻则刮痧，重则放痧，用药以理气活血、透窍解毒为主，切忌误认伤寒，妄用辛温发汗，反助痧毒益张，慎之。张路玉著《臭毒番痧》二则，谓触犯臭秽，腹痛呕逆，世俗以瓷器蘸油刮其脊上，随发红斑者，俗为之痧；若感恶毒异气，腹疼肢麻，呕恶神昏，骤发黑斑，起于漠北，流入中原者，俗名番痧；欲吐不吐，欲泻不泻，干呕绞痛者，曰绞肠痧；甚或形寒肢厥，面青脉伏，或壮热神昏，面紫脉坚，此由其人素体火衰、火盛，猝中恶毒异气，俗称冷痧、热痧之别也。其病与瘴疬相似，霍乱相类。缓则尚可迁延时日，急则夕发早死。初觉先将纸捻点淬头额，即以荞麦焙燥，去壳取末三钱，冷开水调服，重者少顷再服即安。盖荞麦能炼肠胃渣秽，降气宽胸，善消浊滞，为痧毒之专药。其毒甚面黑者，急于两膝后委中穴刺出恶血，以泄毒邪。如荞麦一时莫得，或服之不应，即宜理气为先，如香苏饮加薄荷、荆芥，辛凉透表。次则避邪为要，栀子豉汤加牛蒡、生甘草，解毒和中。表热势甚，清热为急，黄芩汤加连翘、木通，分利阴阳；烦渴引饮遗溺，速清阳明，白虎汤加葱、豉。斑点深赤，毒在血分者，浓煎益母草两许，少投生蜜，冲入生莱菔汁半杯，放温恣服，散其恶血，取效最捷。此皆使毒从表化，若见烦扰腹胀，便闭脉疾，表里俱急者，急投凉膈散，使毒从下泄。世俗有用水搭肩背及臂者，有以苎麻水湿刮之者，有以瓷碗油润刮之者，有以瓷锋刺委中出血者，有以炒盐探吐者，有以冷水送下川椒数粒者，有以研生白矾冷水调服二三钱者，有以油纸点照，视背上有红点处皆淬之者，总欲使腠理开通，气血畅达之意耳。其脉多伏，即不伏亦浑浑不清，或细小紧涩，或紧劲搏指，中带促结，皆是阴匿阳伏之象，不可误认阴寒而投热药，亦勿以腹痛足冷而与温药。若见面青唇黑，脉劲搏指，厥逆喘促，多不可救。王晋三①著《古方选注》。中有论痧一则，谓痧者，寒热之湿气，皆可为患。轻则胃脘气逆，胀满作痛；甚则昏愦欲死。西北人以杨柳枝蘸热水鞭其腹，谓之打寒痧。东南人以油碗或油线刮其胸背、手足、内腑，谓之刮痧；以瓷锋及扁针刺舌下、指尖及曲池、委中出血，谓之鲷痧。更服神香散（公丁香、白豆蔻各七粒，为末，清汤调下。如小腹痛者加春砂仁七粒）以治寒湿痧胀，益元散（滑石六钱，生甘草一钱，辰砂一钱，为末，每服三四钱）以治湿热痧胀，均有神功。是皆内外兼治以泄其气，则气血得以循度而行，其胀即已，非另有痧邪也。近世俗医另立痧科，凡见腹痛胀满，烦闷不安，咸谓之痧。唯欲自炫其术，反戒患家勿轻用药，殊堪捧腹。合观三论，右陶因龚云林②青筋之说，而著《痧胀玉衡》，名状甚多，而痧之证治乃备；

---

① 王晋三：王子接，字晋三。《古方选注》为《绛雪园古方选注》的简称。
② 龚云林：明代医家，著《寿世保元》。

路玉分臭毒番痧为二，谓恶毒疠气甚于秽浊；晋三辨痧即外邪骤入，阻塞其正气，气血失循行之道，而痧之病理益明。

四、伤寒兼疟

（伤寒兼疟，一名寒疟，俗称脾寒病）俞君审因辨证，对症施治，可谓知无不言，言无不尽，治疟一道，殆无遗蕴。至若截疟以常山、草果最效，半贝丸（生半夏、生川贝各三钱，研细，姜汁捣匀为丸，每服三厘至五厘，生熟汤送下）亦验。若三阴老疟，痃疟除根丸如神。截止后，仍须服药以调理之，庶免复发增重。

五、伤寒兼疫

（伤寒兼疫，一名时行伤寒，通称寒疫）时行寒疫，俞君区别夹厉风、夹秽湿两因，按时求原，对症立方，确有见地。若其人素体阳虚，外寒直中阴经，陡然吐利腹痛，肢冷筋吊者，则为时行中寒，应仿阴证伤寒例治之。以予所验，寒疫多发于四、五、六、七四个月。若天时晴少雨多，湿令大行，每多伤寒兼湿之证，藿香正气汤加葱豉紫金片，汗利兼行，避秽解毒，确是对病真方。若寒夹厉风，邪气独盛于表，而里无伏热者，则活人败毒散，每用三四钱，葱豉汤泡服，亦奏肤功。即圣散子治寒疫，其功亦著。

六、风温伤寒

（风温伤寒，一名风温兼寒，俗称风寒包火）风温四时皆有，唯春为甚。新感从口鼻而内袭三焦，伏气多匿于膜原，或内舍于营，二证属于肺胃者，照俞君按证施治，自能奏效。若邪伏膜原，初用微发其汗后，风寒之表邪虽解，而膜原之伏邪尚欲出而不能遽出，证必寒热如疟，胸膈痞满，心中懊侬，呕吐不食。速用柴胡达原饮开达膜原，使伏邪外溃，热从外透。此时辨其为燥热，则用新加白虎汤，辛凉甘寒以清泄之；为湿热，则用增减黄连泻心汤，苦辛淡渗以清利之。如有下证，辨其轻重缓急，酌用诸承气法引而竭之。若内舍于营，证较膜原伏邪为尤急，初用葱豉桔梗汤辛凉发汗后，表邪虽解，暂时热退身凉，而胸腹之热不除，继即灼热自汗，烦躁不寐，神识时清时昏，夜多谵语，脉数舌绛，甚则肢厥脉陷，急宜清透营热，使伏热转出气分，气宣卫泄，或从疹斑而解，或从狂汗而解。轻则玳瑁郁金汤，重则犀地清络饮，皆可选用；剧则紫雪品行军散，历验如神。

七、风湿伤寒

（风湿伤寒，即风寒湿三气合而成痹，故通称痹证。《伤寒论》总名湿痹，风胜者名风湿，寒胜者名寒湿）风湿伤寒，一田野间俗名耳。俞君遵守经旨，因症施治，精切不磨，洵不愧积学之老名医也。但此证新而轻浅，能任辛散香燥者，极易奏功。予曾用五苓散加羌防治着痹，桂枝汤加二乌治行痹，麻黄汤加术附治痛痹，效如桴鼓。若久而深重，血瘀化火，液郁化痰，皮肤不荣，经络时疏，大筋软短，小筋弛长，手足麻痹，骨痿于床者，最难奏效。俗谓"痛风易治，木风难医"，真阅历之谚也。唯有用《外台》竹沥汤，化下丹溪神效活络丹，生津涤痰，活血通络，以渐取效。间服史国公酒①，养血祛风，舒筋活络。一面嘱病家访求善针者，七日一针，二七一针，以疏通其脉络，内外并治而已。

八、湿温伤寒

（湿温伤寒，一名湿温兼寒）湿温兼寒，与伤寒兼湿证大旨相同。须从湿未化热与湿已化热，及有无夹痰夹食，随证酌治，庶免贻误。

九、春温伤寒

（春温伤寒，一名客寒包火，俗称冷温）春温兼寒，初用葱豉桔梗汤辛凉开表，先解其外感最稳。若不开表，则表寒何由而解。表寒既解，则伏热始可外溃。热从少阳胆经而出者，多发疹点，新加木贼煎加牛蒡、连翘以透疹；热从阳明胃经而出者，多发斑，新加白虎汤加牛蒡、连翘以透斑。疹斑既透，则里热悉从外达，应即身凉脉静而愈。若犹不愈，则胃肠必有积热，选用诸承气汤急攻之以存津液，病多速愈。此伏气春温实证之治法也。若春温虚证，伏于少阴血分阴分者，其阴血既伤，肝风易动，切忌妄用柴、葛、荆、防升发其阳以劫阴。阴虚则内风窜动，上窜脑户则头摇晕厥，横窜筋脉则手足瘈疭。如初起热因寒郁而不宣，宜用连翘栀豉汤去蔻末，加鲜葱白、苏薄荷，轻清透发以宣泄之，气宣热透，血虚液燥，继

---

① 史国公药酒：主要成分为玉竹、鳖甲（醋酥）、白术（麸炒）、牛膝、桑寄生、蚕砂、川芎、防风、木瓜、当归、红花、甘草、羌活、独活、续断、鹿角胶、红曲。

与清燥养营汤加野菰根、鲜茅根，甘凉濡润以肃清之。继则虚多邪少，当以养阴退热为主，如阿胶黄连汤之属，切不可纯用苦寒，重伤正气。此伏气春温虚证之治法也。俞君分清虚实，按证施治，于虚证侧重热入精室，尤治下虚之要着。虽然，夹阴伤寒，已为难治，夹阴温病，更多速死。全在初诊时辨证确实，用药精切，心思灵敏，随机策应，庶可急救此种危证也。

十、热证伤寒

（热证伤寒，一名热病伤寒，世俗通称寒包火）大热证首伤气血，气分燥热，烦渴大汗，脉洪舌黄者，以长沙白虎汤为主。兼风，加桑叶、薄荷；兼寒，加葱白、豆豉；兼暑，加青蒿、香薷；兼湿，加苍术、川朴。气虚液枯者，加人参、麦冬；血虚火旺者，加鲜地、丹皮；痰多气滞者，加半夏、橘红；络痹筋挛者，加羚角、桂枝；火旺生风者，加犀、羚、桑、菊；火实便闭者，加芩、连、硝、黄，唯食积化火，宜用大黄，湿热化火，宜用清宁丸，均忌石膏。苟非四大俱全（大渴、大烦、大汗、右手脉大），白虎汤切不可用。血分火烁，烦躁谵语，脉数舌绛者，以《千金》犀角地黄汤为主。兼疹，加连翘、牛蒡、紫草、大青；兼斑，加元参、大青、野菰根、鲜茅根；呕血，加醋炒生锦纹、小川连、淡竹茹、地锦；下血，加茅根、槐蕊、青蒿脑、地榆炭；血瘀，加桃仁、丹参、益母草、延胡索；风痉，加羚角、滁菊、钩藤、童便；昏厥，酌加紫雪、绛雪、行军散、至宝丹之类；毒盛，加金汁、人中黄、贯众、紫花地丁、紫金片之类。其次终损精神，精枯髓热，腰脊酸痛，遗精带下，骨蒸跗疼，冲任脉动，两颧嫩红，耳聋眼花，脉左关尺细弦数，舌质胖嫩，根或灰黑淡薄者，以二加龙蛎汤去姜、附加大补阴丸为主。虚咳酌加沙苑子、天冬、野百合、真柿霜之类；虚喘，酌加灵磁石、北五味、秋石拌捣甘杞子、玄精石泡水磨沉香汁之类；虚痰，酌加淡竹盐拌炒胡桃肉、秋石水拌炒沙苑子之类；虚呃，酌加青铅、铁落、盐水炒银杏、刀豆子、沉香水炒怀牛膝之类；虚热，酌加银胡、地骨皮、青蒿、炙鳖甲之类。神烦不寐，心悸胆怯，恍惚不安，躁则语言错乱，静则独语如见鬼，交睫①则惊恐非常，倏②醒则叫呼不宁，脉左寸浮洪，两尺沉细数搏，舌形圆大嫩红者，以阿胶黄连汤加半夏、秫米、枣仁、茯神为主。盗汗，加芪皮、竹茹、淮小麦之类；怔忡，加朱砂、西黄、玳瑁、珠粉之类；夹痰，加竹沥、竺黄、胆星、川贝之类；血厥，加白薇、归身、龙齿、牡蛎之类；昼夜不得交睡者，加猺桂与川连同研糊丸吞下；神识近于痴癫者，加《局方》妙香丸、至宝丹之类。此皆予治大热证初中末变端之大要也。

十一、暑湿伤寒

（暑湿伤寒，一名暑湿兼寒）此夏月之杂感证也。外感多由于先受暑湿，后冒风雨之新寒，《内经》所谓"生于阳者，得之风雨寒暑"是也；内伤多由于畏热却暑，浴冷卧风，及过啖冰瓜所致，《内经》所谓"生于阴者，得之饮食居处"是也。乃暑湿病之兼证夹证，非伤暑湿之本证也。凡暑为寒湿所遏，生冷所郁，俞氏方法，稳而惬当。与前哲所立香薷饮加减五方，及大顺散、冷香饮子、浆水散等剂，意虽相同，而选药制方，尤鲜流

---

① 交睫：上下睫毛合在一块，指睡觉。
② 倏：极快地，忽然。

弊，后学当遵用之。

十二、伏暑伤寒

（伏暑伤寒，一名伏暑兼寒，通称伏暑晚发）此节辨明虚实，缕析条分，可谓得仲景、会卿之精蕴，而心花怒发者亦矣。虽然，实证易治，清导自愈；虚证难医，补救无功。全在临证者眼光远射，手法灵敏，有是病则用是药，病千变药亦千变，庶可救此种危险变证，如俗谓"谨表凉泻四法，已足治外感百病"，未免浅视伤寒专科矣。

十三、秋燥伤寒

（秋燥伤寒，总名秋燥，俗通称风燥）春月地气动而湿胜，故春分以后，风湿暑湿之证多；秋月天气肃而燥胜，故秋分以后风燥、凉燥之证多。若天气晴暖，秋阳以曝，温燥之证，反多于凉燥。前哲沈氏目南①谓《性理大全》"燥属次寒"，感其气者，遵《内经》"燥淫所胜，平以苦温，佐以辛甘"之法，主用香苏散加味，此治秋伤凉燥之方法也。喻嘉言谓《生气通天论》"秋伤于燥，上逆而咳，发为痿厥"，燥病之要，一言而终，即"诸气膹郁，皆属于肺；诸痿喘呕，皆属于上"。二条指燥病言明甚，更多属于肺之燥。至左胠胁痛，不能转侧，嗌干面尘，身无膏泽，足外反热，腰痛筋挛，惊骇，丈夫癫疝，妇人少腹痛，目眛②眦疮，则又燥病之本于肝而散见不一

---

① 沈目南：清代医家。编注《伤寒六经辨证治法》八卷。
② 目眛：目不明貌。

者也，而要皆秋伤于燥之征也。故治秋燥病须分肺肝二脏，遵《内经》"燥化于天，热反胜之"之旨，一以甘寒为主，发明《内经》"燥者润之"之法，自制清燥救肺汤，随证加药，此治秋伤温燥之方法也。张石顽谓燥在上必乘肺经，宜《千金》麦门冬汤（大麦冬四钱，生桑皮、鲜生地、紫菀、鲜淡竹茹各三钱，仙半夏一钱，蜜炙麻黄五分，白桔梗八分，清炙草五分，生姜一片）；燥于下必乘大肠，须分邪实、津耗、血枯三端。邪实者，通幽润燥汤（油当归二钱五分，桃仁泥、大麻仁、生川军各一钱，生熟地各钱半，生甘草五分，杜红花一分，蜜炙升麻三分，槟榔汁二匙冲）；津耗者，异功散加减（潞党参、浙苓、蜜炙广皮、麻仁研各一钱，天麦冬各钱半，生甘草五分，沉香汁两匙冲）；血枯者，《千金》生地黄汤（鲜生地汁二合，麦冬汁、净白蜜各一瓢，淡竹沥两瓢，生姜汁四滴，一先用生玉竹、知母、花粉、茯神、鲜地骨皮各二钱，生石膏四钱，煎取清汁，和入地、冬等五汁，重汤煎十余滚服，日三夜一）或六味地黄汤加减（熟地四钱，淡苁蓉、生首乌、当归各三钱，怀药、茯苓、丹皮、泽泻各钱半）。燥在血脉，多血虚生风证，宜以滋燥养营汤（生熟地各四钱，当归、白芍各二钱，秦艽、防风各一钱，蜜炙川连六分，生甘草八分）治外，内补地黄丸（熟地、归身、白芍、生地、元参、知母、川柏、山药、萸肉、甘杞子、淡苁蓉，蜜丸，每服三钱，空心盐汤送下）治内，润燥养营为第一义；燥在阴分，多手足痿弱证，养阴药中必加黄柏以坚之，如虎潜丸之类（盐酒蜜炙黑川柏、炙龟板、熟地各三两，知母、怀牛膝各二两，白芍、锁阳、归身、炙虎胫骨各一两五钱，炮姜五钱，醇酒为丸。痿而厥冷，加淡附片五钱，淡盐汤下三钱）。由是三说以推之，燥病初中末之方药，洵云大备。

十四、冬温伤寒

（冬温伤寒，一名寒包火，俗称冷温）冬行春令，反有非节之暖，感其气而病者，名曰冬温，较春温症尤为燥热。罗谦甫主用阳旦汤（即桂枝汤加黄芩）加桔梗、葳蕤，张石顽主用阳旦汤加麻黄、石膏，皆治先感冬温，又被风寒所遏，外寒内热之证。温邪上受，冷食内服者，又主阴旦汤（即《千金》阳旦汤加干姜），以治外热内寒。然皆治体质素寒，忽受冬温之病。若素体阴虚，虽有芩、膏、姜、桂究难浪用。俞君证治详明，药方细切，可谓冬温正宗之法矣。

十五、大头伤寒

（大头伤寒，一名大头瘟，俗称大头风，通称风温时毒）元泰和二年四月，民多疫病。初觉憎寒壮热体重，次传头面肿甚，目不能开，咽喉不利，气逆上喘，口燥舌干。俗云大头伤寒，染之多不救。医以承气汤加蓝根，屡下莫能愈。东垣[①]遂创制一方，名普济消毒饮。施其方，全活甚众。方下自诠，谓身半以上，天之气也。疫毒既客于心肺之间，上攻头面为肿，故用芩、连各五钱，苦寒泻心肺之火；元参二钱，连翘、马勃、鼠粘子、板蓝根各一钱，苦辛平清火散肿消毒；僵蚕七分，清痰利膈；甘草二钱以缓之；桔梗三分以载之；升麻七分，升气于右；柴胡五分，升气于左。气虚而滞者，

---

① 东垣：（1180—1251），名李杲，号东垣老人，真定（今河北省正定）人。是脾胃学说的创始人。

用人参二钱以补虚，佐陈皮二钱以疏气；便闭者加酒煨大黄，共为细末，半用汤调，时时服之，半用蜜丸嚼化，以适其病所。其方意服法均巧，宜乎刻石以传世。厥后罗谦甫仿制一方，名既济解毒汤，只多一味当归，少元参、马勃、牛蒡、板蓝根四味，与李方大同小异。唯遵《难经》"蓄则肿热，以注射之法于肿上，约正十余刺，血出紫黑如露珠状，顷时肿痛消散"，足为后学师范，洵堪效法。故俞君内外并治，奏功愈捷。

十六、黄耳伤寒

黄耳伤寒[①]，非正伤寒也，乃风温时毒类伤寒耳。故石顽老人谓"风入于肾，从肾开窍于耳"立言。方用小续命汤去附子，加僵蚕、天麻、蔓荆子、白附子，以驱深入之恶风，更以苦参及骨碎补取汁滴耳中，清其火以止痛。俞君谓风温时毒先犯少阳，从胆经亦络于耳立言。推其意，由太阳经外寒搏束，少阳火郁不得发泄，故窜入耳中作痛。耳轮发黄，犹之阳明经湿热郁蒸，热不得从汗越，身必发黄，其病理一也。故治以辛凉发散、疏风解毒为首要，遵《内经》"火郁发之"之法，方亦清灵可喜。虽从浅一层立法，而对症发药，似较张法为稳健。盖以小续命汤之人参、姜、桂，时毒症究难浪用。后学宁从俞而不必从张也。

---

① 黄耳伤寒：明代《赤水玄珠·卷十九》："凡耳中策策痛者，皆是风入于肾经也。不治，流入肾则卒然变恶寒发热，脊强背直如痉之状，曰黄耳伤寒也。"即因邪毒壅盛，热入营血，内陷心包，引动肝风而致的脓耳病证，是脓耳变证的重候。黄耳伤寒治不及时，可危及生命。西医学的化脓性中耳乳突炎颅内并发症（如乙状窦血栓性静脉炎、耳源性脑膜炎、耳源性脑脓肿）属本病。

十七、赤膈伤寒①

石顽老人治此证，初以荆防败毒散去参（荆芥、防风各钱半，柴胡、前胡、羌活、独活、枳壳、桔梗、牛蒡、薄荷、赤苓、川芎、甘中黄各一钱，临服冲金汁一杯）加条芩、川连、犀角、紫荆皮为主。表证退，便燥结者，以凉膈散为主。若有半表半里证者，小柴胡汤去参，加枳、桔，又以棱针刺血泄毒，大旨与俞法相同。唯毒陷伤肺，酿成内痈，大抵由病家初起失治，继由医家纵横杂治所致，或由肺痈外溃，胸前遂赤肿发疱。果如是，则俞、张荆防败毒散加减亦不适当。甚矣，临病辨证之难乎其难也。《内经》曰：审察病机，色脉合参，乃可万全。故医以识证为第一要诀。噫，谈何容易哉。

十八、发斑伤寒

伤寒证汗下适宜，温热病清解得法，邪不壅塞，并不发斑，即有隐隐见点者，亦唯疹子居多。孙络血热者多发红疹，膜留湿热者多发白疹（"白疹"后人改曰"白㾦"，其实"㾦"是"疹"之俗称）。今世俗通称发斑伤寒者，实因发疹误作发斑耳。

或有发斑，大率由温热兼寒，初起不敢用辛凉开达，仍拘守伤寒成法，恣用辛温燥烈之药，强逼邪热走入营中而发。故凡伤寒发

---

① 赤膈伤寒：胸膈赤肿疼痛，头疼身痛，发热恶寒，此名赤膈伤寒。因风温时毒先犯少阳阳明，续被暴寒搏动而发，为三阳合病，状类伤寒，以其胸膈赤肿热痛，故见形定名曰赤膈伤寒。病亦多发于春令。

斑，多由于汗下失当；温热发斑，多由于应清失清。皆由邪遏于胃而热蒸成斑。如果初治不误，何致成斑？唯温毒、热疫两证必发斑疹。若已成斑，当其将发未发之际，首必辨其证候。凡若汗、若清、若下后，邪仍不解，其人壮热无汗，胸膈烦闷，喘嗽呕恶，起卧不安，呻吟不寐，耳聋足冷，两寸关脉躁盛，甚或沉伏，便是斑点欲出之候。及其既出，先将红纸蘸香油燃着，照看病人面部、背心、胸膛、四肢，有大红点平铺于皮肤之上，谓之斑；若小红点突起于皮肤之上，谓之疹。斑大而疹小，斑平而疹突，斑重而疹轻。斑夹丹疹并发者重，斑夹豌疮并发者尤重。黑斑如果实厴，蓝斑如烂青果，极重而必死不治。至其治法，总以凉血宣气、解毒透斑为首要。凉血如犀角、羚角、大青叶、鲜生地、鲜茅根、青蒿脑、紫草、丹皮、山栀、元参之类，宣气如葱白、豆豉、葛根、薄荷、嫩桑芽、水芦笋、菰根尖、青箬叶、鲜竹叶卷心、鲜石菖蒲叶之类；解毒如净银花、鲜菊叶、鲜蒲公英、紫花地丁、生绿豆汁、莹白金汁、人中黄、尿浸石膏、大黑木耳、紫金锭片之类；透斑如牛蒡、连翘、蝉衣、僵蚕、角刺、钩藤钩、刺蒺藜、鲜西河柳叶之类（蒺藜、河柳二味配入于清凉药中，善能循经速达，提斑最捷，切勿嫌其性温透，弃而不用）。如斑伏而不出，嵌于肉里，非略佐以升麻、细辛之升窜，斑毒终不得速透。若毒蕴便闭，又当以解毒承气、犀连承气等汤速下之，必里气通而伏斑随出。如果内伤脾阳，气虚下陷，脉虚大无力者，则以补中益气汤、人参三白汤等升补中气以提透之。内伤肾阳，阳被阴遏，脉沉细或沉微者，则以真武汤加高丽参、鹿角尖，通脉四逆汤加人参、鹿茸，温化阴凝以补托之。二者必阳气通而虚斑乃出，盖温毒证内邪壅结，得凉泻药疏通其里而斑出，与虚寒证阴气寒凝，得温补药鼓舞其阳而斑出，其法虽殊，其理则一。若脾肾阴虚、冲任阴虚，则以张氏补阴益气煎、陶氏逍遥汤二方为主，随证加减。一则峻补其下，疏启其中；一则清补其阴，疏启其气。得屡次补托滋垫，而虚斑始出，又与阴证发斑得温补以鼓舞而出，同一理也。故凡治斑，必察病人元气虚实，阴阳盛衰，先其所因，辨其现证，察其色脉，庶免草率误人之弊。俞君治斑方法，大致已备，学者由此而推广之，足以展治斑之精微矣。

十九、发狂伤寒

热结在胃，胃热蒸心，窜入阳络则发狂，窜入阴络则发厥，多兼痰气郁结。治以辛凉清胃、芳香开结为首要。予治狂证，每用内外兼施。外治以芒硝一斤，用开水一盆烊化，将青布方圆一尺许三五块浸于硝水中，俟冷，微搅半干，搭在病人胸膛并后心上，频易冷者搭之，如得睡汗，狂势即轻；内治以陶氏解结汤（即三汁宁络饮，用竹沥姜汁调下）开窍透络，两清心胃之热，以解其痰结气结，服后作寒战汗出，狂势即定。陶氏谓发狂得汗出者生，不得汗出者死，诚心得之言也。但此就伤寒失汗，病转阳狂而言。若伏气温热，时行温疫，多因失清失下，以致阳盛发狂。失清者，以白虎合黄连解毒汤清之；失下者，以白虎承气汤下之；痰盛者，佐以礞石滚痰丸；火盛者，佐以当归龙荟丸。皆狂证应用之正方。唯热结胸口噤不能言，阳毒狂言不得汗，温热病狂妄不得汗，热毒壅闭，精神将竭者，每以人参竹沥饮（吉林参钱半，淡竹沥两瓢，重汤炖好，去参渣，冲热童便一杯）调下狂证夺命丹（釜底墨、灶突墨、梁上倒挂尘、青子芩、小麦奴、寒水石、麻黄各一两，川连一两五钱，雄精三钱，辰砂二钱，西牛黄钱半，珍珠粉一钱，各为细末，同研极匀，炼蜜为丸，每重一钱，晒干蜡匮，每服一丸。寻常以新汲水一盏，研一丸放水中，令化尽服之。若病人渴欲饮水者与之，多饮为妙），须臾当发寒战汗出，其狂即止。若服一时许不作汗，再服一丸，以汗出狂定为止。此皆予从陶氏历治多验之方法节录之，以备后学采用。至若如狂诸证，俞君治法尽善尽美，学者信用之可也。

二十、漏底伤寒

漏底伤寒，始见于陶氏《六书》①，乃田野间俗名耳。陶氏谓伤寒自利，多责于热；杂病自利，多责于寒。亦不尽然。又谓伤寒三阳下利，身必热；太阴下利，手足温；少阴厥阴下利，身凉无热。此亦言其大概耳。总以审察病机，色脉合参为首要。俞君明辨病因，别风、寒、热、食四端，对证发药，分际自清，庶不致草率误人矣。虽然，凡病一起即下利，甚至洞泄不止，如俗称"漏底"者，虽由外感，必夹内伤，死证甚多。约计之则有六：（一）下利谵语，两目直视。（二）下利厥逆，烦躁不眠。（三）下利发热，厥逆自汗。（四）下利清谷，肢厥无脉，灸之不温，脉终不出。（五）下利一日十数行，脉反实。（六）下利脉弦，大热不止。此六者，虽对证施治，竭力挽救，效者甚鲜，不效者多。虽医圣如仲景，《伤寒论》具在，善用其方者，亦未必方方奏效也。食古不化者，其亦深我长思哉。

二十一、脱脚伤寒

（脱脚伤寒，一名刖足②伤寒，又名肢脱）踝下曰足，足背曰跗

---

① 陶氏《六书》：陶华，号节庵，浙江余姚人，明代医学家。著有《伤寒六书》（1445年），又名《陶氏伤寒全书》。

② 刖足：刖，古时与"剕"的意思相同，就是断足。

（一名足跗，俗称足面）。足后跟曰跟，足指曰趾（趾者，别于手也，足之趾节，与手指节同）。其大趾之本节后内侧圆骨核突者名核骨。足大趾爪甲后为三毛，毛后横纹为聚毛。足下面着地者为踵（俗称脚底板）。予所见脱脚一证，有脱一足者，有脱两足者，统称肢脱。有仅脱足趾者，初起色白麻痛，或不痛者，名脱疽；初起色赤肿痛，如汤泼火烧者，名敦痈①。肢脱由秋夏露卧，为寒所袭，㵉热内作，搏于肢节，痛彻于骨，遇寒尤甚，以热熨之稍减者，主以大防风汤（防风二钱，当归、熟地、生黄芪、川杜仲各三钱，党参、白术、羌活、川芎各钱半，怀牛膝、生赤芍各一钱，淡附片、官桂、清炙草各五分）；肢脱由霉雨湿地，跣足长行，水气浸淫，留于肢节，隐隐木痛，足跗胖肿，趾缝出水不止者，主以消跗汤（生米仁、带皮苓各二两，绵茵陈、泽泻各三钱，酒炒防己、木瓜各一钱，官桂、苍术各钱半）。脱疽由沉寒痼冷，阴毒搏于趾节，屈不能伸者病在筋，伸不能屈者病在骨，或生于趾头，或生于趾缝，初虽色白，继则色黑，久则溃烂，节节脱落，延至足背脚跟，白腐黑烂，痛不可忍，法当内外兼治。外治以活蟾蜍剖去肝胆肠杂，但用其皮，用线扎缚足趾以拔毒；内服驱毒保脱汤（当归一两，煅羊胫骨三钱，桂心、生甘草各一钱，黑炮姜、麻黄、明乳香、净没药各五分），活血和阳以散其阴毒。敦痈由湿热下注，亦当内外兼施，外搽清凉渗湿膏（用矿石灰化于缸内，次日水之面上结一层如薄冰者，取起，以桐油对调腻厚，每日搽上二三次，数日痊愈，忌食猪肉）；内服仙方活命饮（银花五钱，花粉、赤芍各钱半，防风、白芷、广皮、归尾、皂角刺、生甘节、川贝各一钱，蛤粉、炒穿甲、净没药各八分），加生

---

① 敦痈：病名。出《外科证治全书》卷三。即脱疽之色赤、肿痛如汤泼火烧者。

怀牛膝三钱以解毒壅。如痒痛相兼，破流黄水，浸淫成片，甚至腿肉浮肿，皆属脾肾亏损，主以补中益气汤加防风、独活，痛加丹皮、焦栀、炒川柏，兼服六味地黄丸；外以贯众煎汤淋洗，五倍子细末津调，于逐疮四围涂之，自外收内，每日一次，渐渐自愈，不可妄投攻发。俞君分别三因，对症发药，殆亦多所经验欤。

话伤寒夹证

　　凡伤寒用正治法，而其病不愈，或反加重者，必有所夹而致，或夹食、或夹痰、或夹饮、或夹血、或夹阴、或夹哮、或夹痞、或夹痛、或夹胀、或夹泻、或夹痢、或夹疝、或夹痨、或夹临经、或夹妊娠、或夹产后，必先辨明因证，刻意精别，用药庶无差误。

一、夹食伤寒

　　（夹食伤寒，一名伤寒夹食，或名停食感冒）古谚云：病从口入。故凡外感时证，夹食最多。不但正伤寒为然，如初起头痛身热，不论恶风恶寒恶热，即见胸前大热，颅胀腹满，按之痛，或呕逆，或泄利，或腹疼，皆是外感夹食之候。俞君先表后里，在胃则消，在肠则下，法固井然有条。即春冬主香苏葱豉，夏秋主藿香正气，二汤均加枳、桔理气疏滞。既不纯用升散表药，使宿食上逆，而成膜胀不通之弊；又不混用消导里药，致引邪内陷，而成结胸下利之患。必俟表邪解散，或消或下，庶免引贼破家之虑，方法恰当。若四五日右脉滑数，苔白转黄，宿食化火也。法当清化，小陷胸合栀朴枳实汤（全瓜蒌四钱，半夏曲二钱，姜炒川连八分，焦山栀三钱，川朴、枳实各一钱）。口甜而腻，加苏佩兰钱半至二钱；腹满而痛，加酒炒延胡一钱至钱半；痛甚便秘，加青木香六分，酒炒生川军钱半至三钱。若因误下而热邪内陷，中气受伤，愈加胀满，热虽不止而右脉虚小者，小陷胸合枳实理中汤（瓜蒌仁四钱、姜半夏二钱，姜炒川连一钱，小枳实一钱拌炒生晒术一钱，米炒潞党参一钱，炒干姜五分，炙黑甘草三分）。若右脉坚大，重按沉滞有力，便秘已五六日，脐下按之痛甚者，此为大肠气郁而实也，当用大承气汤急下之。虽然，脏性有阴阳，宿食亦有寒热。如其人胃素虚寒，寒食结而不化，右脉反涩滞伏结，身虽热而两足反冷者，必兼温中疏滞，神术汤加减为主。如其人胃素强盛，宿食不久化热，右脉多洪盛滑数，身壮热而胸膈烦闷者，必兼清中疏滞，调中饮加减为主（小枳实、姜炒川连各一钱，六神曲、炒楂肉各二钱，真川朴、广橘红各八分，青木香汁两匙，生萝卜汁一瓢同冲）。若过用消克伤胃，其证自利肢厥，胸膈痞满，按之不坚不痛，时胀时减，右脉始虽浮大，久按渐转虚小者，必兼温和脾胃，白术和中汤为主。总之，右脉滑盛、手足温和者易治、右脉短涩、四肢逆冷者难疗。此为外感夹食之总诀。

二、夹痰伤寒

（夹痰伤寒，一名风寒夹痰）感症夹痰，外内合邪，邪正交攻，最多经络脏腑纠结之症。初治莫妙于《活人》豁痰汤（紫苏、薄荷各一钱，羌活、川朴各八分，枳壳、前胡、制南星、姜半夏各钱半，酒芩一钱，炙草四分），然痰症头绪甚繁，断非见病治病者可以胜任。俞君分清伤风、伤寒，痰火、痰饮，使阅者较有头绪。唯风热、风燥二症，常多夹痰，均当用辛润法，解其邪以豁其痰。如加减葳蕤汤、清燥救肺汤之类，并加竹沥莱菔汁等，临证时屡奏殊功。若误与辛热发汗，温燥劫痰，则变证百出矣，慎之。

三、夹饮伤寒

（夹饮伤寒，一名伤寒夹水）风寒邪从外入，裹其停饮，虽当以小青龙汤散邪涤饮，然唯夹溢饮症，水流四肢，身体疼重，最为的对。若夹支饮症，咳逆倚息，短气不得卧，形肿胸满，喉中如水鸡声者，则当用射干麻黄汤（射干钱半，麻黄八分，姜半夏二钱，款冬花、紫菀各三钱，五味子、细辛各三分，生姜两片，红枣两枚，去射干、紫菀、款冬、姜、枣、五味，加川朴一钱，石膏四钱，杏仁四钱，干姜一钱，淮小麦三钱，名厚朴麻黄汤，亦治咳而脉浮、喉中水鸡声），发表下气，润燥开痰。四法一方，以分解其外内夹发之证，始有效力。若支饮射肺则肺胀，咳而上气，烦躁而喘，脉浮者，则当用小青龙加石膏汤发表利水、豁痰清热始效。至若蠲饮万灵汤，则合小半夏加茯苓、甘遂半夏、十枣三汤为剂，无论心下支饮、膈间留饮、胃肠悬饮、为喘为满、为痛为胀、为巅眩心悸、头呕涎吐沫，善用者投无不效，然皆治夹饮之属实也。唯苓术二陈及真武加减，一主外饮治脾，一主内饮治肾，则治夹饮之属虚者也。夹饮症得此七方，则表里虚实皆可从此类推矣。

四、夹气伤寒

（夹气伤寒，一名伤寒夹郁）夹气伤寒，妇女最多，男子亦间有之。初起香苏葱豉汤最为的对。若发自少阳经，寒热往来，胸肋串痛者，柴胡枳桔汤亦多取效；若发自阴经，郁积伤中，形厥如尸者，用三合绛覆汤（真新绛钱半，旋覆花三钱，青葱管五寸，冲光桃仁七粒，东白薇三钱，归须钱半，广郁金三钱，苏合丸一颗磨汁冲）

若但郁闷不得发泄者，偶感风寒，但略兼开郁理气，不可擅行破血滞也。

五、夹血伤寒

（夹气血寒，一名伤寒夹瘀）伤寒夹气证固多，夹血证亦不鲜。或素因内伤跌扑，或素因郁怒伤肝，及妇人停经血瘀，皆先有瘀积在内，因感时病，引动痼疾，谓之夹血，与太阳病当汗不汗，邪陷暴结而为蓄血者，似同实异。其证必有痛处定而不移，或胸脘痛，或胸胁痛，或大腹痛，或少腹痛，或腰胁痛，或肢臂痛，初起虽有风寒表邪，不得用麻黄、青龙等剂。每见发汗太过，误触瘀血，证变或呕或泄，或发呃逆，即感温暑热病，亦不得纯用苦寒凉血。血得寒则凝，凝则瘀结不散，或发如狂，或变咳喘，甚至瘀血上冲，昏迷不醒，酿成血厥。大便或闭或黑，黑兼紫红而散者可治；黑如败虾，凝结成块者难治；黑如污泥，黏腻不断，臭秽异常者不治，以其正气已脱，血液已败，与浊腐同下故也。俞君谓先审病原，继察部分，消息瘀血之微甚，对证发药，正治感症夹血之准绳也。

六、夹阴伤寒

（夹阴血寒，一名伤寒夹房劳）不但房劳不谨后，感冒风寒者，谓之夹阴伤寒；即曾犯房室，及冒雨涉水伤肾，一起即身热面赤，足胫逆冷者，亦当参夹阴例治。伤寒夹阴由太阳、少阴二经同时受病，较直中寒证尤危。盖夹阴者，虽患表邪发热，其中必夹虚寒，所以尺脉必不能实，足胫必不能温也，乃世俗混称夹阴。医者亦漫不加察，岂知伤寒阴证有三：一传经之阴证，阴中之热证也；二直中之阴证，阴中之寒证也；三房室之阴证，阴中之虚证也。既犯房室而得寒证，则阴寒极甚，温剂宜重。俞君于发表温里药中，每兼热药破阴以回阳，阳回而阴寒自散，寒散而元阴自固，庶不致阴下竭，阳上厥，酿变虚脱危候。况末路理阴、左归等剂填补真阴，以复房室所伤之元精，治法井然，可为夹阴伤寒之标准。虽然，予每见春夏感寒夹阴，足冷阳缩者，骤用四逆汤辛热回阳，多致烦躁血溢而死者，以阴中既虚，不胜附子之雄悍也。故《伤寒秘旨》治夹阴伤寒，凡诊尺脉迟弱而足冷阳缩者，但于黄芪建中汤内，用附子汁炒黄芪以温卫气、肉桂酒炒白芍以调营血。不应，改用麻附细辛汁炒甘草以汗之。若尺中弦数而多虚火，面赤戴阳者，但于小建中汤内，用党参汁炒甘草以助胃气，丹皮、酒炒白芍以降阴火。不应，加连附汁炒黄芪，略加葱豉以摄之。方药较俞君所用虽轻，而稳健则过之。亦其人阳气虽虚，本无大寒伤犯，阴邪尚轻，犹可收敛。若夹阴伤寒病于严冬，则真阳惫极，阴邪亢甚者多死。故许学士①述古谚云：伤寒偏死下虚人，至若曾犯房室，而遭风溺水，最忌热酒火烘，但宜温暖覆盖。原其溺水之时必多惊恐，心肾受伤，虽有发热头痛、骨节烦疼等症，治必解表药中兼通心肾。在冬月用麻附细辛汤，以麻黄发汗通心，附子温经通肾，细辛通彻表里之邪，更加芩、半以开豁惊痰；若在夏月，当以五苓散加葱、豉、辰砂，因惊则气乱，故于发汗利水中加辰砂以镇之。或脉浮而见表症多者，五苓散加羌、防、益元，微汗以疏利之。至于暴怒悲号，投河跃井，虽有表证当解，只须香苏葱豉汤加木香、乌药、川芎、郁金，理气发汗为要。兼有跌伤作痛者，方中去木香、乌药，再加当归、桂枝、

---

① 许学士：许叔微（1079—1154），字知可，宋真州（今江苏仪征县）白沙人。曾为翰林学士。著《普济本事方》，又名《类证普济本事方》。

桃仁，活血去瘀以止痛。

七、夹哮伤寒

（夹哮伤寒）哮症与喘不同，盖哮症多有兼喘，而喘有不兼哮者。因哮症似喘而非，呼吸有声，呀呷不已，良由痰火郁于内，风寒束其外。古方如厚朴麻黄汤、越婢加半夏汤，时方如白果定喘汤、五虎汤加节斋化痰丸，表散寒邪，肃清痰火，此四方最为的对。或由初感寒邪，失于表散，邪伏于里，留于肺俞，此即冷哮痰喘。若因遇冷即发，顽痰结聚者，宜用小青龙汤送下立除冷哮散（用胡椒四十九粒，入活癞虾蟆腹中，盐泥裹煅存性，分五七服，若有伏热者忌用）。如因病根深久，难以猝除，频发频止，淹缠岁月者，即当口嚼钟乳丸（滴乳石。制法：酒湿研七日，水飞七次，甘草汤煮三伏时，蘸少许捻开，光亮如蠹鱼为度。麻黄：醋汤泡焙干。光杏仁、炙甘草各三钱，研极细匀，炼白蜜丸弹子大，五更临卧各嚼化一丸，去枕仰卧，勿开言，数日效，但必一生忌术，以石药慓悍、白术壅滞，犯之恐有暴绝之虞），逐渐以缓消之。或因坐卧寒湿，遇冷则发，此属中外皆寒，苓术二陈煎加麻、杏，调下芦吸散（款冬花、川贝母、肉桂、炙甘草各三钱，鹅管石煅透五钱，即钟乳之最精者，共研细匀，每服一分，若平时，但以芦管吸少许，嚼化咽之，日三五次），外灸肺俞、膏肓、天突三穴以除根。或因酸盐过食，遇冷饮食而发者，宜用三白饼子（用白面粉、白糖各二钱，饴糖饼化汁，捻作饼子，炉内炸熟，划出，加轻粉四钱捣匀，分作二三服。令病人食尽，吐出病根即愈。体虚及年幼者，分四五次服之）搜涤淤积以涌痰，继用异功散加细辛，补助宗气以保肺，三涌三补，屡建奇功。或因积火熏蒸，遇风而发，用五虎汤加竹沥达痰丸，上宣肺气，下逐痰火，再避风寒，节厚味，自能痊愈。总之哮症禁用纯凉剂，恐风邪难解；禁用大热剂，恐痰火易升。宣气疏风，勿忘病根。轻品如杏仁、橘红、薄荷、前胡，重则如麻、桂、细辛、苏、葶。未发时以扶正气为主，《外台》茯苓饮、苓术二陈煎酌用；既发时以攻邪气为主，大概以温通肺脏，古方如小青龙、射干麻黄汤等，时方如白果定喘、苏子降气汤等，继则下摄肾真为要，古方如金匮肾气汤、真武合桂苓甘味汤等，时方如新加八味地黄汤、六味地黄汤加青铅。若久发中虚，又必补益中气，其辛散苦寒、豁痰破气之剂在所不用。俞氏方法，按症施治，简而得要，可谓治病必求其本矣。

八、夹痞伤寒

（夹痞伤寒，一名伤寒夹痞结）痞者气不通泰也，内觉满闷，外无胀形。有湿热太甚，痰气上壅气机为痞者；有饮食过多，滞气上逆胸膈为痞者；有过服消克，不能疏化饮食为痞者；有中气久虚，不能运行精微为痞者；有阳气素亏，不能疏降浊阴为痞者；有大怒气盛，不能发泄成痞者；有痰与气搏，不得疏通成痞者；有痰夹血瘀，酿成窠囊作痞者。因不一，治亦不同。而其所以痞满者，总由于气不通畅，方以香砂宽中散为君（制香附、广木香各五钱，春砂仁、白蔻仁各三钱，真川朴一两，炙黑甘草二钱，共研细末，每服二三钱）。因于湿热夹痰者，必兼胃钝肢懈，痰多溺涩，用小陷胸合四苓汤调下；因于饮食阻滞者，必兼嗳腐吞酸，恶心腹痛，用消导二陈汤调下；因于克削伤中者，必兼时胀时减，中空无物，用六君子汤去甘草调下；因于中气久虚者，必兼或宽或急，喜手按摩，用补中益气汤调下；因于阳气素亏者，必兼朝宽暮急，膜胀难忍，用附子理中汤去草调下；因于大怒气盛者，口中多血腥气，甚则气逆血溢，更或痰中见血，宜从气郁血瘀治，苏子降香汤调下（蜜炙苏子、制香附、广郁金、焦栀、丹皮、山楂各钱半，紫降香、醋炒红曲一钱，红花四分，童便一杯冲，甚则加醋炒生锦纹钱半，光桃仁七粒）；因于痰与气搏者，气为痰腻而滞，痰为气激而上，必多喘满噫气，宜从气逆痰郁治，增减旋覆代赭汤调下；因于痰瘀成囊者，脘腹虽多满痛，按之呱呱有声，甚则肠间抽疼，宜从痰凝血郁治，新加瓜蒌薤白汤调下（瓜蒌仁炒香三钱，光桃仁七粒，干薤白二钱酒洗捣，杜苍术八分，制香附、丹皮各钱半，控涎丹七分，藏红花五分，薤白汁两匙，姜汁两滴同冲）。此外，调气宽痞之药，如香附、紫苏、薄荷、葱白之疏泄卫气，杏仁、蔻仁、枳壳、桔梗之疏畅肺气，前胡、橘红、苏子、郁金之疏化痰气，神曲、广皮、莱菔子、砂仁之疏消食气。他若藿香之上行胃气，厚朴之下泄胃气，枳实能从上焦泻小肠之气，槟榔能从中焦泻大肠之气，青皮能伐肝气以疏胃，沉香能平肝气以纳肾，柴胡、升麻能从下焦而升其清气，猪苓、泽泻能从上焦而降其浊气。气药虽多，然多服过服，恣行疏利以求速效，反损真气，每致愈疏愈痞而成气虚中满之鼓症，皆由不辨因证，笼统治痞，喜行疏剂，但求暂时通快者阶之厉也。故凡辨证不精，莫如先用外治烫运法（麸皮一两，拌炒生姜渣五钱，盐水炒枳壳片一两，炒热布包，揉熨软快为度）收效甚速。俞氏方法，但举其大要而言，尽美而未尽完善，特为补缀①数条，以弥其阙②。

满而不痛者为痞，属无形之气；满而兼痛者为结，属有形之物。凡有感症，夹痞结者颇多，但痞轻而结重。有邪未结而但满者，有邪已结而满痛者。痞满以宽气为主，轻则杏、蔻、橘、桔，重则蒌、

---

① 补缀：修补缀辑。
② 以弥补阙：补救行事的过失。弥：补救；阙：过错。

蕰、朴、枳，俞氏方法粗备，先祖详为申明，已大致楚楚①矣。若满而兼痛，邪早结实，每因夹食、夹痰、夹瘀之故，与新邪或伏邪互结，或结于胸胁，或结于脘腹，痛不可按，甚则昏冒。虽因所夹不同，而其结痛拒按、闭塞不容喘息之状则同，倘不细察详问，鲜不认为本病应得之候。不先行速去之，则所受之邪每为其羁留伏匿，不得透达，以致凶变。宜先与一服飞马金丹（生川军、广郁金、五灵脂、上雄黄各一两，巴豆霜、广木香、赖橘红各三钱，明乳香、净没药、百草霜、辰砂、山慈菇各二钱，各秤另研净末分量，再合研一时许，令匀，米醋法丸，金箔为衣，如绿豆大，隔纸晒干，瓷器紧贮。二十岁以上者，每服十二丸；禀强者加三丸；老年者七丸或九丸；二三岁者三丸或五丸，温开水送下。半日或一二时许，非吐必泻。此丹治夹痰食血等结于胸脘，高突痛胀，不可抑按，不得呼吸，甚则欲吐不得吐，欲泻不得泻者，凡外感夹内伤，见有此状者，无论大小，均可用之），自能随所结之上下，而施其吐下之功。得夹邪一解，正气自伸，邪气自现，按法调治本症，为较易耳。若夹宿饮而气郁成痞，甚则成窠囊者，许氏神术丸每多不效，予仿薛生白先生法，用千金五香汤（千金霜一钱煎汤，磨沉香、木香、檀香、降香、丁香各一两匙），效亦如神。若夹积水停饮，酿成痞气，绵延日久，腹胀如鼓，按之呱呱有声者，仿危亦林②先生法，用加味控涎丹（炒黑丑二两，煨甘遂、红牙大戟、白芥子、炒葶苈各一两，芫花、上沉香各五钱，巴霜一钱，研细，姜汁糊丸，金箔为衣，如梧桐子大，每服五丸，淡姜汤送下），继用六君子汤去甘草加香附，

---

① 楚楚：鲜明。
② 危亦林：（1277—1347），字达斋。祖籍抚州，后迁南丰（今江西南丰县）。医学家。

补而兼疏，往往三泻三补，厥疾顿瘳①。总之因积成痞，初为痞气，继为痞块，必审其何经受病，何物成积，认得分明，发直入之兵以讨之。血积如桃、红、穿甲、䗪虫、莪术、瓦楞子、干漆灰、醋炒生军等选用；痰积如风化硝、浮海石、海蛤粉、半夏曲、杜胆星、生枳实、礞石、白芥子、萝卜子、海粉、竹沥、荆沥、姜汁、石菖蒲汁等选用；水积如大戟、甘遂、芫花、商陆、千金霜、黑白丑等选用；酒积如酒曲、葛花、槟榔、橄榄、枳椇子等选用；茶积如姜黄、茱萸、川椒、生干姜等选用；肉积如山楂、萝卜子、阿魏、朴硝、毛栗壳灰等选用；虫积如雷丸、鹤虱、雄黄、锡灰、芜荑、巴霜、使君子、枣儿槟榔等选用；瘀积如三棱、莪术、巴豆、大黄、鳖甲、䗪虫、虻虫、水蛭、夜明砂、地栗粉等选用，各从其类，以直捣其巢穴。如《经》云：大积大聚，其可犯也，衰其大半而止。即调脾胃以养正，使积自除。前哲周慎斋②曰：凡痞积不可先用下药，徒损正气，病亦不去，当用消积药使之熔化则除根矣，积去须大补。诚治由积成痞之格言也。唯素有遗泄，气虚于下，痰结于上，饮食难化，而成郁结痞满之证，似隔非隔之候，最为难治，不但滋补阴虚药于开膈进食固有大碍，即用香砂六君子汤调补兼施，往往痞满益甚，食即停留不下。因下虚者不宜骤升，升则浊气在上，反生䐜胀；亦不宜专用破气，愈破愈痞。总宜疏导郁滞，升降互用，合成疏通，使胸膈日宽一日，谷气日增一日，则津液从上输下，阴气不补而自补矣。初用升降疏郁汤（苏子、山楂各二钱，广皮红、半夏曲各钱半，茯苓、乌药、制香附拌炒五谷虫各一钱，蜜炙升麻三分，柴胡四分，韭汁二匙，姜汁二滴，同冲），次用和中畅卫汤

---

① 厥疾顿瘳：厥，病名，指突然昏倒、手足逆冷等症。瘳，疾病消除。
② 周慎斋：明代医家，著有《慎斋医学全书》。

（制香附、苏叶梗炒神曲、北沙参各一钱，杜苍术、川贝、抚芎、连翘各八分，苦桔梗六分，广木香四分，春砂仁三分冲），又次用八物顺气汤（白芷、乌药、青皮、陈皮各一钱，茯苓、白术各钱半，米炒党参八分，清炙草五分）送下沉附都气丸（熟地八两，山萸肉、山药各四两，茯苓、泽泻、丹皮各三两，沉香、淡附片各一两，北五味五钱，蜜丸，如桐子大，每服二钱），临卧口含陈氏噙化丸（米炒西洋参六钱，醋制香附、广皮红各四钱，川贝、桔梗各三钱，松萝茶二钱蒸烂，同竹沥梨膏为丸，每丸一钱），使睡中常有药气徐徐沁入，以疏通其胸膈中脘之间，必使新结不增，旧结渐解，然后朝用二加龙蛎汤（生白芍、化龙骨各二钱，东白薇二钱，清炙草八分，煅牡蛎四钱，蜜煨生姜一钱，大红枣三钱，淡附片五分）滋阴潜阳，封固下焦以收火，夜用运痰丸（半夏曲四两，姜汁竹沥制，姜炒川连一两，广木香、沉香、清炙草各五钱，党参、於术、茯苓各三两，姜汁竹沥泛丸，每服二钱）益气化痰，疏补中上以除根。此痞结之上实下虚，最为绵延难愈者也。虽然，气虚中满症亦属难治，每仿陆肖愚先生法①，进退调补，酌用补气养荣汤（党参、白术、归身、白芍、川芎、茯苓木、香豆蔻，初用香蔻七八分至一钱）调下宽膨散一钱（顶大蛤蟆一只，破开，用春砂仁、萝卜子填满，黄泥封固，炭上煅烧研，去渣），参术但用六七分。而中满稍减，继则参、术不减，香、蔻宽膨，增至钱半，而饮食渐加，中满较宽大半；后渐加

---

① 陆肖愚先生法：出《陆氏三世医验》，又名《习医钤法》，是明代嘉靖年间医家陆岳祖孙三代（陆养愚、陆肖愚、陆祖愚）的治疗验案总结，故名"三世医验"。《陆氏三世医验》共有五卷。卷一、卷二为第一世陆养愚先生著，其子陆肖愚编校，卢绍庵发明，共计 66 则。卷三为第二世其子陆肖愚先生著，其孙陆祖愚编校，陆闇生发明，共计 39 则。卷四、卷五为第三世其孙陆祖愚先生著，并自发明，共计 63 则。

参、术至二三钱，减香、蔻宽膨至三分。或进或退，约二三十剂始奏全功。先祖尝述景岳云：虚症难医，百补无功。固已。岂知上实下虚，虚不受补，实不可攻者，尤为难医。诚然诚然①。

九、夹痛伤寒

（夹痛伤寒，一名伤寒夹胃脘痛）凡素有胸胁脘腹诸痛，因外感触动宿疾而发者，俞君用香苏葱豉汤加延胡、乳香，既能解表，又能缓痛，宣气活血，行经通络，外内兼理，方殊轻稳。盖因表气宣通，则里气亦得疏通，痛必稍缓。即有胃脘留伏痰饮之腹痛，肾虚足不任地之脚心痛，肾衰风袭之下体痿弱，骨节疼痛，病虽从内而发，其实痛在经络，所以治表之药总无妨于本病。其次胸胁肩背诸痛，证虽不一，然悉为阳分之疾，纵有伤寒表证，而痛楚不堪者，不妨兼治其痛，此方加延胡、乳香，止痛最妙，且无引邪入犯三阴之虞。又次腰脐少腹诸痛，虽皆阴分之患，然既有表证，必当先解其表，表解然后治里。俞君明辨夹痰、夹饮、夹食、夹瘀、夹虫、夹虚之故，审症既明，处方必效，真得通则不痛之要诀也。

十、夹胀伤寒

（夹胀伤寒，一名伤寒夹肿胀，又名肿胀伤寒）肿、胀、鼓、蛊四端，辨明因证，分际极清，妙在五胀分消丸。取精用宏，执简御繁，以少胜多，较之王金坛尊重丸（沉香、母丁香、青木香、炙槟

---

① 诚然：副词，古文中多用，表示情况确实如此。

榔、枳实、青皮、广皮、白芷、葶苈、蔻仁、木通、车前、滑石、参须各四钱，海金砂、胡椒拌炒蝎尾各二钱半，莱菔子炒六钱，白丁香钱半，郁李净仁两半，共研细而极匀，姜汁竹沥和为丸，如桐子大，每服五七八丸，日二夜一，莲须葱白三枚、生姜皮一钱煎汤下。专治便闭溺涩之实胀水肿，与琥珀散相间服，服后先大便爽利，六七日则小便渐长，腹胀渐消，屡收捷效。但要食淡粥百日，诸般鱼、蟹、虾及猪羊肉一不可犯，犯则复发不治。附琥珀散方：琥珀末五钱，黑丑炒香二两半，葶苈子隔纸炒二两，猪苓、泽泻各炒取末两半，同研细匀，每服三钱，五更时用酸糯米泔水，长葱三根，煎至一碗，取起去葱，入好酒一杯送下）尤为力大而效速。即消胀万应汤、白术和中汤两方，看似寻常，实有成绩。予治胀病，审其起于骤然，先胀于内，后肿于外，小便赤涩，大便秘结，气色红亮，声音高爽，脉滑数有力者，实胀也。每用万应汤，取其消而不峻，随症佐丸散以缓下之。气胀调下香砂宽中散；水胀调下王氏琥珀散；痰胀送下竹沥达痰丸；谷胀送下枳实导滞丸，不应，即用木香槟榔丸（木香、川连、槟榔、川柏、广皮、青皮、香附、枳壳、三棱、莪术二味醋炒、黑丑炒香、生军酒炒各二两，芒硝三两，水法丸，每服二三钱）；血胀送下琥珀人参丸（党参、五灵脂酒炒各一两，紫猺桂、生附子各五钱，赤苓、川芎、沉香、穿甲酒炒各三钱，共研细匀，浓煎苏木汁为丸，每服钱半至二钱，早晚各一服。张石顽曰：此方人参与灵脂并用，最能溶血，为血蛊之的方也）；蛊胀送下消痞金蟾丸（大癞虾蟆十只，将砂仁填满其腹，以线系其脚，倒挂当风处阴干，炙脆为末，同山楂、枳实、广皮、槟榔、胡连、雷丸、使君子肉炒香、麦芽各一两，党参、於术各五钱，共研匀细，丸如米粒大，炙甘草粉为衣，每服十丸至十五丸，五更空心时糖汤吞下。善治小儿疳胀，面黄胀大，肌瘦骨立，奇效）。小便不通，危在旦夕者，送下沉香琥珀丸（琥珀另研、光杏仁、沉香、广皮、防己、苏木、赤苓、泽泻各五钱，郁李净仁捣如泥、葶苈隔纸炒各一两，麝香一钱，共研细匀，蜜丸如绿豆大，每服四五十丸）；阴囊胀大，二便不通者，送下三白散（白丑炒取头末二两，桑白皮姜汁炒、广皮、木通各一两，生白术五钱，共研细匀，每服二钱）。酒毒伤胃，积成酒鼓者，送下解醒猪肚丸（雄猪肝一个，装入小川连末一两，槟榔末五钱，春砂仁末二钱，煨甘遂二钱，白酒药炒二钱，用河水煮极烂，捣透为丸，每服一钱，如有酒缸内不化之糯米，团成一段者，焙干研细，加入三钱，尤妙）；积久成痞，痞散为鼓者，送下消痞丸（生香附四两醋炒，延胡索两半醋炒，归尾二两，川芎、红花、浮海石、瓦楞子火煅醋淬各一两，醋打面糊为丸，如桐子大，每服四五十丸），每多默收敏效。审其成于积渐，先肿于外，后胀于内，小便淡黄，大便稀溏，气色枯白，语言低怯，脉细微无力者，虚胀也，每用和中汤，取其补而不滞，随症佐丸散以缓消之。气喘，冲下四磨饮（即六磨饮子去枳实、木香、大黄，加高丽参汁两匙，和匀同冲）；不应，吞下《局方》黑锡丹（黑铅、阿硫黄、煨肉果、紫猺桂各五钱，淡附子、沉香、广木香、小茴香、胡芦巴、补骨脂、阳起石、金铃子各一两，将黑铅熔化，入硫黄，候结成片研细，入余药再研极匀，绿豆粉为丸，每服四五十丸。专治阴气上冲，痰壅气喘，肢冷脉伏，不省人事）；有痰，原方去神曲，加姜汁炒霞天曲烊冲、戈制半夏，继即调下理中化痰丸（党参、白术、茯苓、干姜各四两，姜半夏六两，炙黑甘草二两，姜汁糊丸，每服二三钱。专治脾胃虚寒，痰饮内停，食减便溏，咳吐涎沫等症）。脾虚肝旺，腹胀如鼓者，送下小温中丸（醋煅针砂、制香附、炒於术各四两，姜半夏、云茯苓、广皮、六神曲、川连、苦参、生甘细梢各一两，共研细匀，醋制神曲糊为丸，每服二三钱，服至溺利者即效，忌盐）；黄胖水鼓，腹膨肿满者，送下大温中丸（制苍术二两，炒山楂两半，川朴、广皮、青皮、云苓、炒白术、醋炒针砂各一两，生甘细梢二钱，六神曲糊丸，每服二三钱），屡多奏效。唯酒客好色，脾肾大虚，病由足股先肿，渐渐胀及于腹，按之如鼓，坚而且硬，咳吐涎沫，气短喘息，脉虽浮大，重按即空，两手脉皆不及于寸口，初用白术和中汤加霞天曲、戈半夏，服两剂，少腹愈胀，痰涎愈多，二便不利，不能睡卧，继用薛氏加减肾气汤，服两剂，虽无所碍，亦不见效，遂仿景岳大剂温补法，用理阴煎加参、术、附子，五剂后足肿渐消，十剂后腹胀大退，终以六君子煎（即异功散加干姜）善其后以除根。益信《内经》"久塞其空，塞因塞用"之法，以治病起于经年累月，鼓胀全虚寒者，为精确不磨也。此证却为俞君所未及，爰赘言之。此外应有尽有，意美法良，足为肿胀之准绳。自谓吃煞苦辛，将所心得者，一一指教后学，其信然欤[①]，其薪传之率真欤。

十一、夹泻伤寒

（夹泻伤寒，一名伤寒夹泄泻）俞氏所分泄泻为三种，乃因先泄泻，后受风寒感邪，而病头痛身热，与伤寒自病之下利不同。所谓伤寒下利者，不因攻下，自然溏泄也。要在辨寒热而治之，庶几无差。大抵阳热之利，渴欲饮水，溺色赤，发热后重，粪色必焦黄，或为肠垢，所下皆热臭，脐下必热，得凉药则止，得热药愈增；阴寒之利，口不渴，小便色白，肢或厥冷，脉沉迟无力，必洞下清谷，或为鹜溏，粪色或白或淡黄，脐下多寒。三阳证下利身热，太阴下

①　欤：yú，文言助词，表示疑问、感叹、反诘等语气。

利手足温，少阴厥阴下利身凉无热，此其大概耳。太阳阳明合病下利，葛根汤；太阳少阳合病下利，黄芩汤；阳明少阳合病下利，小柴胡汤加葛根、芍药。合病发热自利，则为表邪，不可例以为里证也。温热病发热而渴，小便赤色，大便自利，五苓散去桂加黄芩；热内盛而利不止，黄连解毒汤；躁闷狂乱者，三黄石膏汤或大柴胡汤。自利不渴属太阴，以其脏有寒故也，当温之，宜服四逆辈，以太阴脏寒，或用理中汤。若寒甚逆冷，脉沉细者，理中汤加附子；若腹满、小便不利者，五苓散合理中汤主之；若呕者，加半夏、生姜；自利而渴属少阴虚，故引水自救，白通汤主之，以通其阳而消其阴；与白通汤利不止，厥逆无脉，干呕烦者，白通加猪胆汁汤主之，借猪胆汁向导之力，以引阳药深入；服汤后，脉暴出者死，正气因发泄而脱也；脉微续者生，阳气渐复也；少阴病，腹痛小便不利，四肢沉重疼痛，自下利者，此为有水气，其人或咳，或小便利，或下利，或呕者，真武汤主之，以运脾渗水为务；少阴病，下利清谷，里寒外热，手足厥冷，脉微欲绝，身反不恶寒，其人面色赤，通脉四逆汤主之；少阴病，吐利，手足厥冷，烦躁欲死者，吴茱萸汤主之，自汗不止，里寒下脱，此利在下焦，赤石脂禹余粮汤主之；少阴病四逆，其人或咳或悸，或小便不利，或腹中痛，或泄利下重者，四逆散主之，此阳邪传至少阴，陷入于里，而不能交通阳分，故不宜苦寒攻之，而但以此利解之；少阴病，自利清水，心下必痛，口干燥者，急下之，热邪传入少阴，逼迫津水，注为自利，质清而无滓秽相杂，色青而无赤黄相间，此正阳邪暴横，反类阴邪，但阳邪传自上焦，其人心下必痛，口必干燥，设系阴邪，则心下满而不痛，口中和而不渴，必无此枯槁之象，故宜急下以救其阴也。厥阴下利清谷，里寒外热，汗出而厥者，通脉四逆汤主之。下利腹胀满，身体疼痛者，先温其里，乃攻其表，温里四逆汤，攻表桂枝汤，此总以温里为急也；大汗出，热不止，内拘急，四肢痛，又下利厥逆而恶寒者，四逆汤主之；恶寒脉微而复利，利止亡血也，四逆加人参汤主之。亡血本不宜用姜、附以损阴，阳虚又不当用归、芍以敛阳气，以利后恶寒，阳虚下脱已甚，故用四逆以复阳。为阳脱加人参，则阳药愈加得力，阳生则阴长；设误用阴药，必致腹满不食，或重加泄利呕逆，转成下脱矣。下利，手足厥冷无脉者，灸之；下利谵语者，有燥屎也，宜小承气汤下之。盖下利则热不结，胃不实，何缘得有谵语，此必邪返于胃，内有燥粪，故虽下利而结者自若也，爰用小承气以微攻其胃。大抵下利脱气至急，五夺之中，唯此为甚，故不厌详审。下利日十余行，脉反实者死；伤寒发热下利至甚，厥不止者死。厥证但发热则不死，以发热则邪出于表，而里证自除，下利自止也；若反下利厥逆，烦躁有加，则其发热又为真阳外散之候，阴阳两绝，故主死也；伤寒发热下利，厥逆，躁不得卧者死，躁不得卧，肾中阳气越绝之象也；下利而手足厥冷，皆为危候，加以发热躁不得卧，不但虚阳发露，而真阴亦以烁尽无余矣，安得不死乎。《金匮要略》云：六腑气绝于外者手足寒，五脏气绝于内者利下不禁，气已脱矣。此参合陈素中[①]辨证之大略也。

十二、夹痢伤寒

（夹痢伤寒，俗伤寒夹痢疾）痢疾一证，大都以赤者属热，白者属寒。然白色亦多属湿热者，如肌肉腐熟而成脓也，赤色亦有属寒湿者，因血瘀凝涩而入肠也，不可据赤白分寒热，当以舌苔、脉象

---

① 陈素中：陈尧道，字素中，陕西人。清代医家。著有《伤寒辨证》（1678年）。

辨之。大抵赤属血，自小肠来；白属气，自大肠来；赤白相杂，气血俱病。盖心主血，肺主气，凝滞则伤气，郁热则伤血，气血既病，则心肺亦病矣。而小肠者，心之合也；大肠者，肺之合也，二经皆出纳水谷，转输糟粕之官也。而胃又为大小肠之总使，肺移病于大肠，则气凝涩而成白痢；心移病于小肠，则血凝涩而成赤痢。大小肠俱病，则赤白互下。其血与气之凝结，必夹饮食痰涎，始成积滞。其饮食痰涎皆聚于胃，故痢证亦不离乎胃，谓"由心肺而及于胃"也。此辨致痢之原因也。再详证候，以定疗法。所云里急后重，其证在广肠最下之处。里急与后重不同。里急者，急迫欲便；后重者，肛门重坠。里急有虚实之分，实为火邪有余，虚为营阴不足。里急而不得便者火也，重者承气汤，轻者芍药汤。久病见之为气脱。里急而至圊①反不能出者，气滞也，以疏通为主。后重亦有虚实之异，实为邪实下压，虚由气虚下陷。因邪压大肠，大肠不能升上，而下坠乃后重，宜大黄、槟榔或香连丸，泻其所压之邪而愈。若积滞已行，后重不减，脉无力，不食者，此脾气下陷，或大肠虚滑，不能自收，治以升涩之剂，固其脱、升其坠而愈。二者何以辨之？凡邪迫而后重者，至圊稍减，未甚复甚；虚滑而后重者，圊后不减，而得解愈虚故也。亦由积滞已去，过服肉面生冷而后重者，运脾消导为主。但虚坐努责，不得大便，此为无血证，倍用四物汤加新会皮，和胃生血自安。如痢后后重不除者，宜三奇散（枳壳、黄芪、防风）最妙；若下痢脓血，里急后重，日夜无度，或渴者，宜导气汤（白芍、大黄、归尾、黄芩、黄连、木香、枳壳）；下痢赤白，里急后重，宜香连丸或木香槟榔丸，审证用之；冷热不调，里急后重，腹痛口渴，小便不利，宜黄连阿胶丸（黄连、阿

---

① 圊：qíng，即茅厕、厕所。

胶、茯苓，此方去茯苓，加黄柏、山栀，海藏名黄连阿胶汤），后重当调气，亦有积与气坠下者，当兼升兼消。凡用诸承气等药攻积之后，仍后重者，乃阳气不升，药中当加升麻升其阳，其重自去也。至于腹痛，亦有寒热虚实之不同。实痛者，非食积即火邪，食必痛而拒按。若脉洪实有力，腹胀坚硬，为积滞作痛；若火则畏热喜寒，脉洪而数，口渴喜冷，兼见热证，为火邪作痛。邪实于中，每多气逆，故治痛之法，皆以行气为主。食则消之，火则清之。丹溪云：初病得之亦可用大承气、调胃承气下之，看其气病血病，然后加减用药。治痢止痛，宜如神汤（川连、枳壳、槐花）或芍药甘草汤（芍药、甘草）。热痛加芩、连之类。虚寒之痛，未有不宜乎温脏也。寒在中者，宜温脾；寒在下者，宜温肾。总以拒按喜按，好冷恶冷为辨。若守痛无补法，不知因虚而痛者，愈攻则愈虚愈痛矣。古人谓"痢而后泻，自肾传脾则易治；泻而后痢，自脾传肾则难疗"。叶天士云：命门火衰，泄泻则有，若讲痢疾，断无此理。又云：寒无上迫之理，火性急速，故下迫，脾肾气虚泄泻者有之。夏秋之痢，属湿热下迫者多，补脾补肾之法，唯久泻而无积滞腹痛者可用，非夏秋之痢所可用也。然又不可轻用涩药，早投兜涩，积聚不去，多至死亡。更须慎用参芪，误服则为胀满。误服升麻，即为噤口，唯气虚下陷者宜之，否则下焦湿热与积升至上焦，速死之道也。饮食之油腻酒面，尤宜禁戒也。凡痢时吃酒则难愈，愈后吃酒则复发。痢之最危险者，莫如噤口。大抵初痢噤口，多属湿瘀热郁，胃气伏而不宣，脾气因而涩滞者，宜香、连、枳、朴之类清疏肠胃。亦有积秽在下，浊气熏蒸，宜下之，如香连加大黄。若久痢而致噤口，是胃气虚惫，独活、理中尚难为力也。若脉细弱者，宜参苓白术散（人参、茯苓、白术、扁豆、山药、米仁、桔梗、陈皮、砂仁、莲肉、甘草、大枣）加菖蒲末，米饮调下。沈金鳌①云：石菖蒲治噤口痢，屡试屡效。古人云：胃虚有火，丹溪用人参、川连、石莲、粳米，加姜汁细细呷之，如吐再服，或用姜炒川连、人参汤和之。叶氏半夏泻心汤，减去大枣、甘草守中之品。又有休息痢，乃屡止屡发，经年累月，未得霍愈者也，多因兜涩太早，湿热未清，加以调摄失宜；或因饮食不节，遂令脏腑受伤，漫无止期，用补中益气汤为最妥。有加肉果、木香，吞驻车丸；亦有阴虚多火，不能胜任升麻、木香、白术者，只用驻车丸加人参、乌梅之类。有积加枳实、楂炭；积热未清，用清六丸（滑石、甘草、红曲）加香连。又有疟后痢，痢后疟，疟痢并作者。既疟而后痢，非表邪内缩，即元气下陷，此似痢非痢证。若多食肉面，亦有疟后痢，宜葛根、炒麦芽、六神曲之类化之。既痢而后疟，是邪从外达，迎其机而达之可也。初起即疟痢并作，即宜专用发散，如荆、防、柴、葛，佐以赤苓、神曲；血痢则参加归、芎，使在腑之邪提并于经而外解之；如不应，则辨其夹热夹寒，表里分消之。热者去荆、防，加芩、连；寒者去柴、葛，加桂、姜。下痢兼证，亦当辨之。如痢而呕者，胃气不和，宜加姜炒川连、竹茹、广郁金；虚则加参，因食消之，因痰化之；有痢而小便不通者，由邪热在里，迫于大肠，必郁结于膀胱则气不化，宜清膀胱之热，兼清肺气。喻氏有"急开支河"一法，令气化行，而分清其热势也。以小便涩痛方是真热，轻者用六一散，凉水调服亦效。有兼大孔痛者，须辨其新久寒热，热留于下，黄芩芍药汤清之；虚寒而痛，理中汤温之。此证宜食淡味，可用熏法，以熟艾、黄蜡、诃子烧烟熏之，热则肛门闭，寒则肛门脱。所以兼脱肛者，虚寒多而实热少也。若久痢寒滑脱肛，宜

---

① 沈金鳌：(1717—1776 年)，字芊绿，号汲门、再平、尊生老人，江苏无锡人。清代医家。

诃子皮散（诃子、粟壳、炮姜、橘红）一法，以磁石末食前米饮下，外以铁锈汤洗肛门。有痢后呃哕，为胃气虚寒，最为恶候，橘皮干姜汤（陈皮、干姜、竹茹）。误食生冷而呃者，理中加丁香，此秀积年经验，并参考吴云峰心得治痢法也。

十三、夹疝伤寒

（夹疝伤寒，一名伤寒夹疝气）疝气之病，虽多责之于肝，实与诸经亦多有关系。《内经》云：任脉为病，男子内结七疝，女子带下瘕聚。又云，督脉生病，从小腹上冲心而痛，不得前后，为冲疝。又曰：脾传之肾，病名疝瘕。又曰：三阳为病发寒热，其传为癫疝。又曰：邪客于足厥阴之络，令人卒疝暴痛。此《素问》言诸经之疝也。《经脉篇》云：足阳明之经病，癀疝①，腹筋急；足太阴之经病，阴器扭痛，下引脐，两胁痛；足厥阴之经病，阴器不用。此《灵枢》言诸经之疝也。《难经》云：五脏谓之疝，六腑谓之瘕。又云：男子谓之疝，女子谓之瘕。《病源论》云：阴气积于内，复为寒气所加，故使营卫不调，血气虚弱，故风冷入于腹内而成疝也。疝者痛也，或小腹痛，不得大小便；或手足厥冷，绕脐痛，自汗出；或冷气逆上抢心腹，令人心痛；或里急而肠痛。此诸候非一，故云诸疝也。《病源论》又云：七疝者，厥逆心痛，足寒，诸饮食吐不下，名曰厥疝；腹中气乍满，心下尽痛，气积如臂，名曰癥疝；寒饮即胁下腹中尽痛，名曰寒疝；腹中乍满乍减而痛，名曰气疝；腹中痛在脐左旁，名曰盘疝；腹痛在右脐下，有积聚，名曰胕疝；腹与阴相引而痛，大便难，名曰狼疝。皆由血气虚弱，饮食寒温不调之所生也。

---

① 癀疝：癀，音 tuí。阴病，下溃，疝病。

《录验方》七疝丸，治前七疝证，方用（人参、桔梗、黄芩、细辛、干姜、蜀椒、当归、芍药、厚朴、乌头各五分）凡十物，治下筛和，以白蜜丸，如梧子大，食先服四丸，日三，不知稍增，禁生鱼猪肉；按《僧深方》有八物（桔梗、细辛、桂心、芍药、厚朴、黄芩各一两半，蜀椒二两半，乌喙①二合），服三丸，日三；《范汪方》有十二物（蜀椒五分，干姜、厚朴、黄芩、细辛、芍药各四分，桔梗二分，乌喙、茈胡②、茯苓、丹皮各一分，桂心二分），先铺食，以酒服七丸，日三。张子和因有筋、水、狐、癞、气、血、寒七疝之名，与《病源论》以厥、癥、寒、气、盘、胕、狼为七疝，其病名与证候多不相同，特将张氏七疝病状及疗法汇录于下，以备参考。

筋疝者，即《经》之疝瘕，《病源》谓之癥疝。有因房劳及服壮阳邪方得之。其证阴囊肿胀，或溃或痛，而里急筋缩，或茎中痛，甚则兼痒。或挺纵不收，小腹热痛，出白物如精，随溺而下。宜治肝经湿热，以龙胆泻肝汤加减。丹溪谓内郁湿热之证，用乌头栀子汤（乌头末、山栀子）。

水疝者，即《经》之㿉疝。得之酒醉使内，过劳汗出而遇风，寒湿之气聚于囊中。其证囊肿而痛，阴汗时出；或囊肿如水晶；或囊痒，搔之出黄水；或小腹按之有水声。由寒湿乘虚下注，故内宜逐水之剂下之，如禹功散（黑丑、茴香为末）加肉桂末，或加生姜汁、木香汁调服一二钱，或用胃苓汤。外宜用漏针去水法。

狐疝者（狐则昼出穴溺，夜入穴不溺，此疝出入与狐相类，故名），《经》云：肝所生病为狐疝，其状如仰瓦，卧则入小腹，行立

---

① 乌喙：释名乌头、草乌头、土附子、奚毒、耿子、毒公、金鸦。苗名：堇、芨、堇、独白草、鸳鸯菊。辛、温，有大毒。

② 茈胡：即柴胡。

则出小腹入囊中，如狐之上下出入无定也。与气疝同，宜逐气温经之药，如《金匮》蜘蛛散（蜘蛛十四枚微炒，桂心五分，共为末，白汤调服）或酒煮当归丸（当归、附子、茴香、川楝子、丁香、木香、玄胡、全蝎为末，酒和丸酒下）治之。

癫疝者，得之地气卑湿所生。其证阴囊肿而如斗，不痒不痛，甚则溃流脓水，二便涩滞。宜辛香燥利之方，如荔枝散（荔枝核、沉香、大茴香、小茴香、木香、川楝子、青盐，共为末），三层茴香丸（大茴香、川楝子、沙参、木香各一两，为末，饭糊丸，每服三钱，空心盐汤下；此第一层，服完，照前方加荜茇一两，槟榔五钱，丸法服法如前；此第二层，再不愈，服第三层，即前二方加入茯苓四两，附子一两，丸法服法如前。此方虽数十年之久，囊肿如升如斗，皆可除根），或香附散（香附、青皮二味为末），或越鞠丸加茯苓皮、海藻、昆布、白术、泽泻等治之。

气疝者，其证上连肾俞，下及阴囊，偏坠而痛或不痛。此得之忿怒号哭，气郁而胀，悒郁不泄故也。内服辛香利气，如气疝饮（吴萸、炒川连、人参、白术、白芍、陈皮、甘草、生姜），聚香饮子（乳香、沉香、檀香、藿香、木香、丁香、广郁金、乌药、桔梗延胡、肉桂、甘草、姜、枣）；外治以微针出气，而愈更速。婴儿患此者，名胎疝。因父阴痿，强力入房；或父素有疝疾；或母怀孕悒郁不伸，皆能致此。唯灸筑宾穴（穴在内踝上腨分中，阴维之郄①）可消。大抵睾丸偏坠，有大小左右之不同。在左因怒气伤肝外寒内郁；在右因肾气亏损，湿痰食滞。皆使真气不升，客邪下降故也。又有阴虚偏坠一证，用一味龟板为末，茴香煎汤送下，如不应，乃入厥阴也，加醋炒蝎尾三分更效。

---

① 郄：通"隙"。

血疝者，得之盛暑入房，气血失道，渗入脬囊，留而不去，或情欲太浓，当泄不泄而成。其状如黄瓜，在小腹两旁，横骨两端约纹中，结成痈肿，脓少血多，俗名便痈。宜调气通瘀为治，如当归尾、赤芍、牛膝梢、延胡、木香、五灵脂、鼠粪、乳香、没药、人中白、郁李仁肉等味治之。

寒疝者，得之坐卧湿地，及寒月涉水，或坐卧砖石，或当风凉处，使内过劳。其证阴囊冷，结硬如石，阴茎不举，如控睾丸而痛。久不愈，则无子。宜辛热散寒，以吴茱萸加附子汤（吴茱萸、附子、人参、姜枣）。《小品方》治寒疝心痛如刺，绕脐绞痛，用蜀椒、附子、干姜、半夏、粳米、大枣、甘草等治之。若疝气在小腹左右，久不愈而聚坠者，高丽昆布一斤，米泔浸去咸味，切细煮烂，和以盐、醋、生姜、橘皮、花椒、粉，作臛服。

小肠气，奔豚偏坠，及小腹有形如卵，上下走痛不可忍，大人小儿均宜用胡芦巴八钱，小茴香六钱，巴戟肉、炮乌头各二钱，川楝子四钱，淡吴萸五钱，并炒为末，酒糊丸，如梧子大，每服钱许，淡盐汤下，日三服。凡外疝掣引肿冷，用大荔枝核十枚，炒焦黑存性，小茴香二钱，炮川乌一钱，研细酒调，空腹温服。凡小肠疝气，阴囊偏坠或肿大，得热称快，小便清白，内无渴热者，用生姜切薄片，铺凑板上，上堆薪艾一尖丛，点火烧之，候将完，即连姜并艾捣极烂，盛生菜叶内，随手兜托于肾囊，更护以棉絮，令其坐定。初时其冷如冰，须臾便热，直至有汗自愈。此法甚验，弗轻视之。

十四、夹阴伤寒

（夹阴伤寒，一名伤寒夹阴证）若房室后饮冷，致孤阳飞越者，多为阴盛夹阳症，亦非夹阴伤寒也。《伤寒折衷》《类证》① 篇四，辩论甚详。近世因色欲而兼感伤寒，误作夹阴伤寒，其治法亦有用理中汤加减者，此大谬特谬，实速死之道，不可不禁戒之也。

十五、夹痨伤寒

（夹痨伤寒，一名伤寒夹虚痨）大抵外感寒热，齐作无间；兼内伤寒热，间作不齐。外感头痛，如破中裂；兼内伤头痛，时作时止。外感恶寒，虽近烈火不除；兼内伤恶寒，得就温暖即解。外感恶风，不耐一切贼风；兼内伤恶风，偏恶些少隙风。外感发热，无有休息，直待汗下方退；内伤发热，昼夜不常，略自袒裸似凉。外感筋骨疼痛难支，便着床褥；内伤四肢不收，无力倦怠，间有气衰火旺，日久变成骨消筋缓，为痼疾也。内伤神思昏倦，语言懒惰，先重而后轻；外感神思壮猛，语言强健，先轻而后重。内伤手心热，手背不热；外感手背热，手心不热。内伤证显在口，故口不知味；外感证显在鼻，故鼻息不利。此劳伤兼外感，外证之鉴别法也。阴虚于下，逼阳于上，两颧发红，面唇亦红，即仲景云：其面戴阳者，下虚故也。

十六、临经伤寒

（临经伤寒，又名行经伤寒）冲为血海，即血室也。冲脉得热，血必妄行，在男子则下血谵语，在妇人则月事适来。阳明病下血谵语，兼男子言，不止谓妇人也，但以妇人经气所虚，邪得乘虚而入，

---

① 《伤寒折衷》《类证》：伤寒证治著作，明末清初医家林澜著。林澜，杭州人。辑《伤寒折衷》12卷，附以《伤寒类证》8卷。

故病热入血室为多。然妇人热入血室，有须治而愈者，有不须治而愈者，仲景皆有明文，已详证治条下，兹不复赘。云岐子曰：妇人伤寒，身热脉长而弦，属阳明少阳。往来寒热，夜躁昼静，如见鬼状，经水适断，热入血室，不实满者，小柴胡汤去参、枣，加丹皮、桃仁、归尾、穿山甲以消之；大实满者，桃仁承气汤下之。妇人伤寒，表虚自汗身凉，四肢拘急，脉沉而迟，太阳表病，少阳本病。经水适断，桂枝加附子红花汤。妇人伤寒汗解表除，热入血室，扰其经水过多，不受补益，芍药甘草汤治之。徐灵胎①曰：妇人伤寒，经水才来，邪入血室，寒热见鬼如狂，脉紧细数者，以姜桂柴胡汤（干姜六分，桂枝三分，柴胡六分，牡蛎三钱，瓜蒌根三钱，甘草六分，水煎去渣），热服取汗。若中风伤寒，表罢后经至，而上犯心包，神明失措，而意志不清，如狂见鬼不已，脉涩微数者，以牛黄丸（牛黄、郁金、丹皮、朱砂各一钱，冰片三分，生甘草五分，研为末，蜜丸，新汲水化下三分）治之。

十七、妊娠伤寒

（妊娠伤寒，又名胎前伤寒）妊娠伤寒治法，前论已备，不复再赘。凡邪热壅盛之症，不可固执成例，以滋腻安胎之药投之，以助长邪热，反损胎元，即《经》云"有故无殒，亦无殒"也。大积大聚，不可犯也，损其大半而止，过则杀也，亦为治妊娠伤寒之要诀。吴又可云：孕妇伤寒时疫，设应用三承气汤，须随证施治，慎毋惑于参、术、阿胶之说，病家见用承气，先自惊疑，或更左右嘈杂，

---

① 徐灵胎：（1693—1771），名大椿，一名大业，晚号洄溪老人，清代医家，吴江人。

必致医家掣肘，为子母大不祥。若应下之证，反用补剂，邪火壅郁，热毒愈炽，胎更不安，耗气搏血，胞胎何赖？是以古人有悬钟之喻，梁腐而钟未有不落①者。唯用承气逐去其邪，火毒消散，炎熇顿为清凉，气回而胎自固。当此证候，反见大黄为安胎之圣药，历治历当，子母俱安。若腹痛如锥，腰痛如折，此胎将堕欲堕之候，服药亦无及矣，虽投承气，但可愈疾而全母。昧者以为胎堕，必反咎于医也。或诘余曰：孕妇而投承气，设邪未逐，先损其胎，当如之何？余曰：结粪瘀热，肠胃间事也；胎附于脊，肠胃之外，子宫内事也。药先到胃，瘀热才通，胎气便得舒养。是以兴利除害于顷刻之间，何虑之有？但投药之际，病衰七八，余邪自愈，慎弗过剂耳，即《经》所言"损其大半而止"也。

十八、产后伤寒

（产后伤寒）陶节庵治产后伤寒十余日不解，头痛恶寒，时时有热，心下坚，干呕汗出，以阳旦汤（即桂枝汤倍桂枝，加附子）；产后亡津液，大便多闭，或谵语烦躁，以神功丸（麻子仁、人参各二两，大黄、诃子皮各四两，为末，麻仁研匀，蜜丸桐子大）；产后头痛身热，兼腹内拘急疼痛，以桂心牡蛎汤（桂心、牡蛎、白芍、地黄、黄芩）；产后伤风发热，面赤而喘，头痛，以竹叶防风汤（竹叶一把，防风、桔梗、桂枝、人参、甘草各一两，葛根三两，生姜五两，大枣十五枚）。

---

① 悬钟之喻，梁腐而钟未有不落者：为吴又可语。悬，吊挂也，指空中。钟，指编钟，为一种乐器，其声浑厚响亮。胆经上部经脉的下行经水在此飞落而下。如瀑布发出巨响一般，故名悬钟。

话伤寒坏证

一、伤寒转痉

（伤寒转痉）云峰[1]注云：几几者，颈不舒也。颈属阳明，于太阳风伤卫中才见阳明一证，即于桂枝汤中加葛根一味，则两经尽解。喻氏曰：伤寒中项背几几，用桂枝加葛根汤。因时令不同，故方亦少变。彼之汗出恶风，其邪在表，此脉沉迟，知其表邪为内湿所持而不解，即系湿热二邪交合。故用瓜蒌根生津彻热，合桂枝汤，和营卫养筋脉以治痉也。又云：太阳病无汗，而小便反少，气上冲胸，口噤不得语，欲作刚痉者，葛根汤主之。喻氏曰：邪在太阳阳光之界，两经之热并于胸中，伤肺金清肃之气，故水道不行而小便少，津液不布而无汗也。阳明之脉环口，热并阳明，斯筋脉牵引，口噤不得语也。然刚痉无汗，湿邪内郁，必从汗解，故用此汤合解两经之湿热也。又云：痉为病，胸满口噤，卧不着席，脚挛急，必齘齿，可与大承气汤。喻氏云：仲景用此，其说甚长，乃死里求死之治。经谓：热而痉者，腰折瘛疭[2]齘齿也。兹云：卧不着席，即腰折之变文；脚挛急，即瘛疭之变文。且齘齿加以胸满口噤，上、中、下三

---

① 云峰：即吴云峰。清代嘉善名医，著《论治心得》。

② 瘛疭：症名，亦作瘈疭、瘛疭，又称抽搐、搐搦、抽风等。指手足伸缩交替，抽动不已的病症。《灵枢·热病》："热病数惊，瘛疭而狂。"

焦热邪充斥，死不旋踵矣。故用大下之，以承领其一线阴气，阴气不尽，为阳热所劫，则因而得生者必多矣。陈修园①云：此节为痉之既成，出一救治之正方，大旨在泻阳明之燥气，而救其津液，清少阴之热气，而复其元阴，大有起死回生之妙。或一下之后，病势已减，审以阳明，以人参白虎汤滋阳明之燥；审以少阴，以黄连阿胶汤救少阴之阴。二方可以频服，后又以竹叶石膏汤收功。陈灵石②云：竹叶石膏汤去秫米之逗留热气，以竹沥半杯易竹叶，可从古法而变通之。

二、伤寒转厥

（伤寒转厥）《内经》所谓"阳气衰于下，则为寒厥，必肢冷脉沉微数，或虽数无力"，然似热非热之证尤多，故凡手足逆冷而脉证无实热者，即寒厥也，宜益元汤、附子理中汤。阴气衰于下则为热厥，必先多热，脉沉滑而数，畏热喜冷，或烦躁便闭，形证多昏冒。因乘醉入房，湿热下陷，酒气慓悍，肾水日衰，阳气独盛，阴水渐涸，令人发厥，宜壮水之主，六味地黄汤。以足三阳起于足趾之端，足三阴聚于足心之下，故热厥必从足下始，而阴虚之病足心多热也。寒厥必起于足五趾，而上行于膝，所以阳虚之病四肢多不温也。故寒厥补阳，热厥补阴，正合王太仆"壮水之主，以制阳亢；益火之源，以消阴翳"之法也。《经》云：血与气并走于上，则为大厥，厥

---

① 陈修园：（1753—1823），名念祖，字修园，又字良有，号慎修。长乐（今福建长乐）人，清代医学家。

② 陈灵石：陈修园之子。

者暴死。又云：内夺而厥，则为喑痱，此肾虚也，或曰肾厥。沈又彭[1]云：厥证卒倒，是下气逆上之病。《经》云：气复返则生，不返则死。言气复返于下，非散而复聚之谓。首章言病状，次章言病因，一由于肾，一由于肝也。《经》言内夺，病发于肾，肾脏藏精，即真阴也，而真阳亦寓矣。肾络上夹舌本，阳喜升浮，藉阴涵吸。若内夺其精，则阳气无依，升浮于上，涩随气逆，填塞舌络，故舌喑不能言。阳气既升而下焦存阳必微，故足痱不能履。倘能绝欲戒怒，犹未至大厥也。《经》云：大怒病发于肝也。肝为风木之脏，性最喜升，其络循喉咙之后，上至巅顶，精血足则肝阳有所附，虽怒亦不至大厥。唯精血衰少之人失于涵蓄，肝阳本自易动，怒则勃然而上，通身之气血随之，则下焦之气脱矣，故卒倒。上焦之气壅矣，故不言。是名大厥，又名暴厥，此解甚是。吴云峰云：蛔厥者，其人素有食蛔在胃，又犯寒伤胃，或饥不得食，蛔求食而上攻。或外感证不应发汗，而妄发其汗，以致胃气虚寒，虫上入膈，舌干口燥，漱水不欲咽，烦躁昏乱，手足逆冷，不省人事，甚至吐蛔，宜理中安蛔汤（人参、白术、茯苓、炒川椒、乌梅、生姜）治之，勿用甘草，勿食甜物。盖蛔虫得甘则动，得苦则安，得酸则静，得辛则伏故也。亦有食填太阴，脘腹痛而吐蛔者，温中化滞为宜。厥证身温汗出，入腑者生，身冷唇青，入脏者凶。如手冷过肘，足冷过膝者死。指甲红赤者生，青黑者死。或醒或未醒，或初病，或久病，忽吐出紫红色痰涎者死。如口开手撒，五脏绝症已见一二，唯大剂参芪，兼灸气海丹田，间有得生者。

---

① 沈又彭：清代医家。字尧封、尧峰，浙江嘉善人。尝辑《女科读》、《沈氏女科辑要》、《医经读》。

三、伤寒转闭

（伤寒转闭）周澹然①云：温邪初起，腰痛身疼，脉伏神昏，咽燥不语者，乃邪热内闭，治不合法，死期最速。大凡邪来迅速，直传心包，乃有内闭神昏之候。或热传胃府，与浊滞相合，亦令谵语神昏。湿与浊最能昏人神智。往往温病初起，即能令人神识模糊，烦躁不知所苦。间有神清，而能自主者，梦寐亦多不安，或闭目即有所见，有所见即谵妄之起蒂。若湿热甚，则熏蒸膻中。蒙蔽心包，则神智昏沉，如醉如痴，嗜卧懒动，渴不多饮，好向壁卧，闭目不欲见光明，宜芳香化浊，辛淡宣气（全青蒿、佩兰、白蔻仁、光杏仁、连翘、滑石、广郁金、鲜石菖蒲、生米仁、白薇、棉茵陈），使气行浊化，如拔去云雾，即见青天，此即湿蒙之治法也。若夫热邪传营，舌色必绛而无苔，其有舌绛中兼黄白苔者，及似苔非苔者，此气分遏郁之热，非血分也，宜用辛润达邪，轻清泄热法。最忌苦寒冰伏，阴柔滋腻，致气分之邪遏伏内陷，反成纯绛无苔。其有不因冰伏，而舌纯绛鲜泽，神昏者，乃邪传包络，宜犀角、鲜生地、黄连、银花、连翘、郁金、鲜石菖蒲、竹沥、姜汁等味，清化之中佐以辛润开闭。若舌色紫黯，扪之且湿，乃其人胸膈中素有宿瘀与热相搏，宜鲜生地、犀角、丹皮、丹参、赤芍、郁金、花粉、桃仁、藕汁凉血化瘀。否则瘀热为互，阻遏机窍，遂变如狂发狂之证。亦有夏令新受暑热，昏迷若惊，此为暑厥，即热气闭塞孔窍所致。其邪入络，以牛黄丸、至宝丹芳香利窍可效。神苏已后，用清凉血分，如连翘心、竹叶心、元参、鲜生地、银花、绿豆衣、麦冬之属。此

---

① 周澹然：清代医家，生卒年不详。

症初起时大忌风药，暑火之邪得风药而更炽矣。

四、伤寒转脱

（伤寒转脱）《内经》云：阴平阳秘，精神乃治；阴阳离决，精气乃绝。夫至精气绝则真元脱矣。然脱之先，必有形状也。《经》又云：精脱者耳聋，宜龟鹿二仙胶；气脱者目不明，宜生脉散合保元汤；津脱者，腠理开，汗大泄，宜人参固本汤合生脉散；液脱者，骨属屈伸不利，色夭，脑髓消，胫痠，耳数鸣，宜保阴煎、斑龙丸之类；血脱者色白，夭然不泽，其脉空虚，宜归脾汤、人参养荣汤之类。《难经》又言：脱阳者见鬼，脱阴者目盲。备考古书，证象显然可指，设明理者预为挽救，何致阴阳枢纽不相交，以至厥脱哉。